实用医学影像诊断与治疗

郑建军 等 主编

江西科学技术出版社

江西·南昌

图书在版编目（CIP）数据

实用医学影像诊断与治疗 / 郑建军等主编 . —— 南昌：
江西科学技术出版社, 2020.11（2024.1 重印）
ISBN 978-7-5390-7582-2

Ⅰ . ①实… Ⅱ . ①郑… Ⅲ . ①影像诊断－研究 Ⅳ .
① R445

中国版本图书馆 CIP 数据核字 (2020) 第 203946 号

选题序号：ZK2020069

责任编辑：王凯勋　万圣丹

实用医学影像诊断与治疗

SHIYONG YIXUE YINGXIANG ZHENDUAN YU ZHILIAO

郑建军　等　主编

出版发行	江西科学技术出版社	
社　　址	南昌市蓼洲街 2 号附 1 号	
	邮编：330009　电话：（0791）86623491　　86639342（传真）	
经　　销	全国新华书店	
印　　刷	三河市华东印刷有限公司	
开　　本	880mm×1230mm　1/16	
字　　数	271 千字	
印　　张	8.875	
版　　次	2020 年 11 月第 1 版　2024年1月第1版第2次印刷	
书　　号	ISBN 978-7-5390-7582-2	
定　　价	88.00 元	

赣版权登字：-03-2020-397

编 委 会

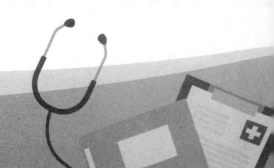

前　言

　　医学影像学在医学诊断领域是一门非常重要的学科，它不仅在临床应用上非常广泛，而且对疾病的诊断提供了很大的科学和直观依据，可以更好地配合临床的症状、化验等方面，为最终准确诊断病情起到了不可替代的作用。随着医学科技的发展，临床医学影像技术也不断提升，各种新型影像技术层出不穷并且逐渐广泛运用于临床诊断与治疗之中。鉴于临床医学影像学的飞速发展，我们特组织编写了此书。

　　本书主要介绍了医学影像学的各种检查技术和临床疾病诊断中的应用，包括：X线摄影技术、CT检查技术、磁共振检查技术、心脏X线检查、胸部X线检查、腹部磁共振检查、运动系统磁共振检查、中枢神经系统疾病的CT诊断、五官及颈部疾病的CT诊断，妇产科疾病的超声诊断以及血管疾病超声诊断。本书从基础入手，提纲挈领，删繁就简，深入浅出，便于理解和记忆。总体而言，本书具有新颖性、先进性、科学性，可供影像学医务工作者及其他临床医师参考借鉴。

　　本书在编写过程中，参阅了大量医学影像科相关书籍和参考文献，但由于本书编委较多，编写风格不尽一致，我们虽反复校对，反复审核，但难免有疏漏及不足之处，望广大读者给予批评指正，以便更好地总结经验，起到共同进步、提高医学影像科临床诊治水平的目的。

编　者

2020 年 11 月

目　录

第一章 X线摄影技术

第一节 普通 X 线摄影技术

本节主要叙述了普通 X 线摄影技术，分别介绍了普通 X 线设备的构造、X 线摄影条件、X 线摄影的基础知识、高千伏摄影、乳腺 X 线摄影和口腔 X 线摄影以及普通 X 线的质量控制。

一、普通 X 线设备

普通 X 线设备是指普通 X 线透视、摄影及常规造影检查的各种 X 线设备。本节重点介绍 X 线机的基本结构和几种专用 X 线机的构成及特点。X 线机基本结构决定着 X 线的性能，附属结构决定着 X 线机的功能及应用范围。

（一）设备分类

医用诊断 X 线机以功能划分，由 X 线发生装置（主机）和辅助装置构成。X 线发生装置完成 X 线的产生。辅助装置主要指为配合各种检查专门设计的装置，如 X 线摄影专用床、多功能诊视床、专用 X 线管支架以及影像装置等。

医用诊断 X 线机以部件划分，由控制器、高压发生器、辅助装置等构成。医用诊断用 X 线机有多种分类方式：

1. **按结构类型**

可分为便携式、移动式和同定式三种。

2. **按输出功率**

可分为小型机、中型机和大型机三种。

3. **按使用范围**

可分为综合性、专用性两种。

4. **按整流方式**

可分为工频直接升压式、逆变式、电容充放电式等。

5. **按高压变压器工作频率**

可分为工频、中频和高频三种。

6. **按用途分类主要有以下几种类型**

（1）摄影专用机：30 ~ 50 kW X 线发生装置，配有活动滤线器摄影床和专用 X 线管支架。

（2）胃肠专用机：50 ~ 80 kW X 线发生装置，配有多功能诊视床。多设有影像增强电视系统，或数字处理功能（数字胃肠）。

（3）心血管专用机：80 ~ 100 kW X 线发生装置，配有 C 形臂支架和专用导管床，以及数字处理系统。

（4）泌尿专用机：30 ～ 50 kW X 线发生装置，配有适合泌尿系统检查的专用床，具有适时摄影装置以及增强电视系统。

（5）床边摄影专用机：10 ～ 30 kW X 线发生装置，在各种电源条件下能正常工作。配流动台车，搭载 X 线发生装置和 X 线管支架。

（6）手术 X 线机：3 ～ 5 kW X 线发生装置，配有小型 C 臂。整个机座设有走轮，用于骨折复位和手术中透视定位。

（7）乳腺专用机：3 ～ 5 kW 低能 X 线发生装置，kV 调节范围 20 ～ 40 kV，配有乳腺压迫功能的专用支架。

（8）口腔专用机：2 ～ 5 kW X 线发生装置，分牙片机和口腔全景两种，分别配有专用摄影支架。

（二）基本结构

1. X 线管

X 线管是 X 线机产生 X 线的终端元件，由阴极、阳极和玻璃壳三部分组成，基本作用是将电能转换为 X 线能。X 线管分为固定阳极 X 线管和旋转阳极 X 线管，两者除了阳极结构有明显差异外，其余部分基本相同，目前主要使用旋转阳极 X 线管。下面叙述其基本结构及其功能。

（1）阳极：阳极的作用是吸引和加速电子，使高速运动的电子轰击阳极靶面受急剧阻止而产生 X 线；同时把产生的热量传导或辐射出去，还可以吸收二次电子和散乱射线。

靶面的工作温度很高，一般都选用钨制成钨靶。钨的熔点高，蒸发率低，原子序数大，又有一定机械强度。但钨导热率低，受电子轰击后产生的热量不能很快的传导出去，故常把钨靶焊接在导热系数大的铜体上以提高阳极头散热效率。

（2）阴极：由灯丝、阴极头、阴极套和玻璃芯柱组成，其作用是发射电子并使电子束聚焦，使轰击在靶面上的电子束具有一定的形状和大小。

大多数 X 线管灯丝由钨绕制成螺管状。钨具有较大的电子发射能力，熔点较高，其延展性好便于拉丝成形，抗张性好在强电场下不易变形，是最佳的灯丝材料。灯丝通电后，温度逐渐上升，到一定温度（约 2 100 K）后开始发射电子。功率大的 X 线管为了协调不同功率与焦点的关系，阴极装有长短、粗细各不相同的两个灯丝，长的灯丝加热电压高，发射电流大，形成大焦点；短的灯丝加热电压低，发射电流小，形成小焦点，即为双焦点 X 线管。

阴极头又称为聚焦槽、聚焦罩或集射罩，灯丝装在其中，作用是对灯丝发射的电子进行聚焦。玻璃壳用来支撑阴、阳极和保持 X 线管内真空度。

（3）旋转阳极 X 线管特点：阳极 X 线管的阳极主要由靶面、转轴、轴承、转子组成（图 1-1）。

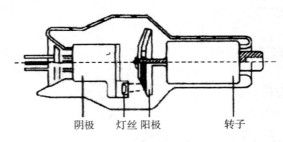

图 1-1　阳极 X 线管的阳极结构

①靶盘与靶面：靶盘为直径在 70 ～ 150 mm 的单凸状圆盘，中心固定在转轴上，转轴的另一端与转子相连。靶面具有一定的倾斜角，角度在 6° ～ 17.5°。现在多采用铼钨合金做靶面，钼或石墨做靶基制成钼基铼钨合金复合靶及石墨基铼钨合金复合靶。铼钨合金靶面晶粒细，抗热胀性提高，靶面不易龟裂。钼和石墨热容量大，散热率比钨好，而质量比钨小，这样靶体重量轻而热容量大，有效地提高了 X 线管连续负荷的能力。

②转子：转子是由无氧铜制成的，表面黑化使热辐射提高 1 倍。转轴装入无氧铜或纯铁制成的轴承

套中，两端各有一个轴承。转子转速越高，电子束在某点停留的时间越短，靶面温度差越小，X线管功率就越大。

③轴承：轴承由耐热合金钢制成，可以承受较高的工作温度，但不能超过460℃。轴承的润滑剂通常采用固体金属润滑材料，如银、铅、二氧化钼等。

（4）X线管的焦点

①实际焦点：它是高速电子经过聚焦后在阳极靶面上的实际轰击面积。实际焦点的大小主要取决于聚焦罩的形状、宽度和深度，实际焦点大，X线管容量就大。

②有效焦点：它是指实际焦点在X线摄影方向上的投影。实际焦点垂直于X线管长轴方向的投影又称为标称焦点。X线管规格特性表中标注的焦点为标称焦点。

（5）X线管管套

它是安放和固定X线管的一种特殊密闭容器，可防辐射和电击，为油浸式。

（6）特殊X线管

①金属陶瓷旋转阳极X线管：它将普通旋转阳极X线管的玻璃壳改为由金属和陶瓷组合而成，金属与陶瓷之间的过渡采用铌，用铜焊接。金属部分位于X线管中间部位并接地，以吸收二次电子。对准交点处开有铍窗以使X线通过。金属靠近阳极的一端嵌入玻璃壳中，金属靠近阴极的一端嵌入陶瓷内，X线管中的玻璃和陶瓷起绝缘作用，金属部分接地以捕获二次电子。金属陶瓷旋转阳极X线管可将灯丝加热到较高温度，以提高X线管的负荷。

②三极X线管：三极X线管是在普通X线管的阴极与阳极之间加一个控制栅极，故又称为栅控X线管。与其他普通X线管类似，只是阴极的结构比较特殊。阴极灯丝的前方设有一个栅极，当栅极上加一个对阴极而言是负电位或负脉冲的电压时，可使阴极发射的热电子完全飞不到阳极上，不会产生X线；当负电位或负脉冲消失时，阴极发射的热电子穿过栅极飞向阳极，产生X线。由于点脉冲信号无机械惯性延时，控制灵敏，可以实现快速脉冲式X线曝光。三极X线管主要应用在血管造影X线机、电容充放电X线机等方面。

③软X线管：软X线管有以下特点：a.软X线管输出窗采用低原子序数的铍制成。b.软X线管的阳极靶材料一般由钼或铑制成。c.软X线管的极间距离短。d.软X线管的焦点很小。主要用于乳腺等软组织X线摄影。

2.高压发生装置

高压发生装置由高压变压器、X线管灯丝变压器、高压整流器和高压交换闸等高压元件构成。这些高压元件组装于钢板制成的箱体内，箱内充以高压绝缘油，以加强各元件之间的绝缘。箱体接地，以防止高压电击。

（1）高压变压器：是产生高压并为X线管提供高压电能的器件。高压变压器有铁心、初级绕组、次级绕组、绝缘物质及固定件等组成。要求结构紧凑、体积小、重量轻，具有良好的绝缘性能，负载时内部不产生过大的电压降。

高压变压器与普通变压器的工作原理一样，若空载损耗不计，初、次级之间电压和匝数之间的关系应为：

$$U_1/U_2 = N_1/N_2 = K \qquad\qquad ①$$

初级电压U_1与次级电压U_2之比等于初级线圈匝数N_1与次级线圈匝数N_2之比，K称为变压器常数。当变压器的输出电压为定值时，要获得较高的输出电压，须增加次级绕组线圈匝数；反之，则要减少次级绕组线圈匝数。

（2）高压元器件

①灯丝变压器：由铁心和绕组组成，是专为X线管灯丝提供灯丝加热电压的降压变压器，一般功率为100W左右。灯丝变压器的次级在电路中与高压变压器次级的一端相连，电位很高，故初、次级绕组间应具有很高的绝缘强度，灯丝变压器的绝缘强度应不低于高压变压器最高输出电压的一半。

②高压整流器：是将高压变压器次级输出的交流电压变成脉动直流电压的电子元件。都采用半导体

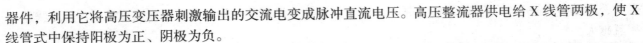

器件，利用它将高压变压器刺激输出的交流电变成脉冲直流电压。高压整流器供电给 X 线管两极，使 X 线管式中保持阳极为正、阴极为负。

③高压电缆、高压插头及插座：大中型 X 线机的高压发生器和 X 线管需要特制的高压电缆将高压发生器产生的直流高压输送到 X 线管两端。同时把灯丝加热电压输送到 X 线管的阴极。高压插头及插座是连接高压电缆、高压发生器和 X 线管的器件。

3. 控制装置

X 线机的控制装置可以是单纯的控制面板，也可以是包含控制电路在内的整个低压部分。

（1）曝光条件控制：常见曝光条件控制方式有以下四种：

①三钮控制方式：kV、mA、sec 三项单独调整。

②两钮控制方式：kV、mAs 两种调整。

③一钮控制方式：kV 需要人工调整，自动衰减负荷、自动曝光控制。

④零钮控制方式：通过选择解剖部位、体型，自动确定 kV，使用自动曝光控制。

（2）台次和技术控制：X 线发生器可带有两个 X 线管，用于不同用途的摄影，X 线管的选择称为台次选择。X 线的各种功能，如透视、普通摄影、滤线器摄影、立位滤线器等，称作技术方式选择或控制。

（三）主要附属装置

1. X 线管头支持装置

X 线管头支持装置用于 X 线管头锁定在摄影所需的位置和角度上，使 X 线管在一定距离和角度上进行摄影。在 X 线摄影中，根据不同的被检部位，要求 X 线中心线以不同的入射方向和规定的距离进行摄影。为了尽量避免移动患者，要求 X 线管头能做上下、左右和前后三维移动，并能绕 X 线管长轴和短轴转动，这些功能都由 X 线管头支持装置来完成。X 线管头的结构形式有立柱式、悬吊式和 C 形臂式等。

（1）立柱式支持装置：立柱式支持装置多用于中、小型 X 线机管头的支持，按结构不同分为天地轨立柱式和双地轨立柱式两种。

（2）悬吊式支持装置：悬吊式支持装置主要用于大型固定式 X 线机，主要组件有天轨、滑车、伸缩器和管头横臂等。悬吊式支持装置能充分利用空间，不占地面位置，有利于诊视床、X 线电视系统的组合，方便工作人员操作。由于 X 线管能在较大范围内做纵横、上下移动和转动，从而能满足 X 线摄影检查中各种位置和方向的需要。

（3）C 形臂式支持装置：C 形臂的一端装有 X 线管头和遮线器，另一端则装有 X 线影像转换和记录系统。C 形臂也可以和悬吊式装置结合，组成悬吊式 C 形臂支持装置，还可以与专用底座结合，组成落地式 C 形臂支持装置，C 形臂结构紧凑，占据空间少，优点是检查时无须移动患者。

2. 滤线器

滤线器是为了消除散射线的影响，减轻 X 线图像的灰雾度，提高影像质量而设计的一种摄影辅助装置。滤线栅是滤线器的主要组件，也称为滤线板，有平行式、聚焦式和交叉式三种。目前 X 线设备所用滤线栅多为聚焦式。

（1）滤线栅的结构：聚焦式滤线栅的结构是由许多薄铅条和纸条交替排列而成的平板。聚焦式铅条排列成聚焦状，即中心两侧的铅条向中心倾斜一定的角度，将这些铅条延长后会聚成一条直线，该线与滤线栅中点垂直线的交点叫作聚焦式滤线栅的焦点。滤线栅的两面用薄铝板封闭固定。

（2）滤线栅的技术参数：滤线栅的技术参数主要有：焦距、栅比和栅密度。

①焦距：是指聚焦式滤线栅的焦点与滤线栅中心的垂直距离。X 线摄影时，焦点至探测器距离与滤线栅的焦距应相等或接近，X 线则可顺利通过滤线栅，否则将被吸收。常用滤线栅的焦距有 80 cm、90 cm、100 cm 和 120 cm。

②栅比：是滤线栅铅条高度和铅条间距离之比。栅比越大，吸收散射线的效果越好。目前常用的滤线栅栅比有 10：1、12：1、14：1 等。

③栅密度：是指每 1 cm 中所含铅条数目。常用滤线栅的栅密度为 40 ~ 80 条 /cm。

（3）滤线器的种类：滤线器可分为固定滤线器和活动滤线器两大类。

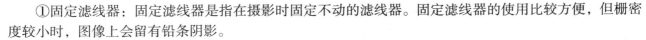

①固定滤线器：固定滤线器是指在摄影时固定不动的滤线器。固定滤线器的使用比较方便，但栅密度较小时，图像上会留有铅条阴影。

②活动滤线器：活动滤线器是指滤线栅在摄影前瞬间开始运动，直至摄影结束为止。运动方向与铅条方向垂直，这样既能吸收散射线，探测器上又不会留下铅条阴影。活动滤线栅一般都安装在摄影床的床面下方或立于胸片架上。基本组件有滤线栅、驱动装置、暗合托盘和控制电器等。活动滤线器有电动和弹簧振动两种。

（4）使用滤线器的注意事项

①使用滤线栅的基本原则是：当被照体厚度超过 10 cm、组织密度主要为骨密度、管电压高于 60 kV 时就有必要使用滤线栅。

②使用聚焦式滤线栅时，要避免滤线栅反置。

③X 线中心线应该对准滤线栅中线，左右偏移不超过 3 cm。

④需要倾斜 X 线球管摄影时，倾斜方向应该与铅条排列方向一致。

⑤使用聚焦式滤线栅时，焦点至滤线栅的距离应在允许的范围内。

⑥使用调速活动滤线器时，预调运动速度一般比曝光时间长 1/5。

⑦根据所用管电压的高低来选择合适的滤线栅，常规 kV 摄影选用栅比在 5 ∶ 1 ~ 8 ∶ 1，高 kV 摄影多选用栅比在 10 ∶ 1 ~ 12 ∶ 1 的滤线栅。

3. 检查台

常见检查台主要有以下三种：滤线器摄影床、胸片架以及多功能检查床。

（1）滤线器摄影床：滤线器摄影床由床体、床面、活动滤线器组成。床面用于承担患者重量，可以纵、横活动。床面用易透 X 线、承重能力大、质地均匀的材料制成。床面到滤线器片盒托盘间形成距离一般在 50 ~ 70 mm。滤线器在床面下方，可以沿摄影床长轴方向移动，以减少移动患者。床面高度一般设计在距地面 70 cm 左右。

（2）立位摄影架：立位摄影架由立柱、滑架和活动滤线器组成。立柱内腔有滤线器平衡砣，滑架可以上下移动，以适应不同高度的患者。

（3）多功能检查床：多功能检查床主要用于钡餐透视检查，也用于其他造影检查，具有透视和适时摄影功能。床身能从水平位转动到直立位，向另一个方向能转动一定负角度，一般 –45° ~ –25°。

二、X 线摄影条件

（一）影响 X 线摄影条件的因素

X 线摄影条件的选择对获得一幅优质 X 线图像起着重要作用，除了受一些相对固定因素的影响外，它主要受管电压、管电流、曝光时间、焦 – 片距等因素影响。可用感光效应（E）公式表示：

$$E = \frac{K \cdot kV^2 \cdot I \cdot T}{R^2} \qquad ②$$

式中 K 是常数，kV 代表管电压，I 代表管电流，T 代表曝光时间，R 代表焦 – 片距。感光效应与管电压（kV）的 n 次方成正比，与照射量（mAs）成正比，与焦 – 片距（R）的平方成反比。

1. 固定因素

固定因素一般指在一段时间内不会变动的因素，如 X 线设备、电源情况、滤过板、滤线器、冲洗的药液以及增感屏、探测器种类等。这些因素在最初制定摄影条件表时，总的考虑一次，以后在每次具体部位的摄影中可以省略。

2. 变换因素

变换因素是指在具体选择摄影条件时，主要对管电压、管电流、时间和摄影距离四大因素的调节。

（1）管电压：管电压是影响图像影像密度、对比度以及信息量的重要因素。管电压表示 X 线的穿透力，管电压高产生的 X 线穿透力强，管电压低产生 X 线穿透力弱。管电压控制图像影像对比度，随着管电压的升高，X线能量加大，康普顿效应增加，散射线含有率增加，图像对比度下降。当管电压较低时，光电效应所占比例加大，图像影像对比度加大。

（2）管电压和管电流的关系：其他因素固定，X线感光量（E）与管电压和管电流的关系可用下式表示：

$$E = kV^n \cdot Q = kV^n \cdot mAs \qquad ③$$

如摄取某部位所需的管电压为 V_1，管电流量为 Q_1。若所用新管电压为 V_2，则新的管电流量 Q_2 可用下式求出：

$$Q_2 = \frac{V_1^n}{V_2^n} \cdot Q_1 = kV \cdot Q_1 \qquad ④$$

显然，若求出管电压系数 kV，知道原来的 Q_1，则新的管电流量 Q_2 可求出。

管电压指数 n，在 40 ~ 100 kV 取 n = 4；在 100 ~ 150 kV 取 n = 3，如图 1-2 所示。

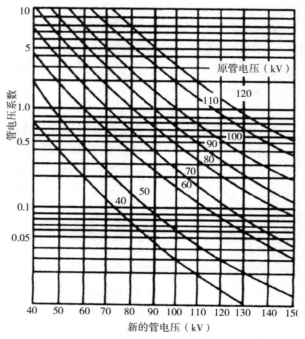

图 1-2　管电压系数

另外，管电压波形不同，其输出也有差异。若在图像的密度获得基本一致的效果，三相十二脉冲所需管电压比三相六脉冲和单相全波整流方式低。例如，用 60 kV 的单相全波整流管电压摄影，若改用三相六脉冲，只需 50 kV，用三相十二脉冲，仅需要 52 kV 就可以了。

选择摄影条件时，经常需在管电流与管电压之间进行换算，"管电压增加一成，mAS 减少一半；管电压减少一成，mAs 增加一倍"。这个一成法则就说明了管电压与管电流之间的关系，为选择摄影条件提供了很大方便。

（3）管电流和摄影时间：从 X 线管的瞬时负载曲线上，可找出对应于管电压和摄影时间的最大管电流，在此限制下可选择适当的摄影时间或确定容许管电流量。摄影时间的选择，一般由被检体的动度决定，身体运动幅度大，所产生的运动模糊大，尽量采用短的曝光时间，使影像模糊控制在最小限度。

（4）摄影距离：焦点至探测器间的距离，简称焦 – 片距（Focus Film Distance，FFD）。在摄影的有效范围内，探测器上得到的 X 线量与 FFD 的平方成反比。

摄影距离 r 和管电流量 Q 之间的关系，可用下式来表示：

$$Q_2 = \frac{r_1^2}{r_2^2} \cdot Q_1 = K_1 Q_1 \qquad ⑤$$

式中的 Q_1 代表原管电流 mAs，r_1 代表原来 FFD，Q_2 代表新管电流量 mAs，r_2 代表新 FFD，$Kr = r_2^2/$

$r_1{}^2$ 即距离系数（图 1-3）。

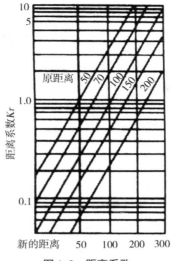

图 1-3　距离系数

求出距离系数 Kr 和已知管电流量，就能求出新的管电流量。

（5）摄影条件与被照体厚度：人体不同的厚度和密度，照射量不一样。

3．X 线摄影条件制定方法

（1）变动管电压法：1926～1927 年 Jermen 介绍了按每厘米体厚改变管电压的摄影方法，这就是变动管电压技术。它将摄影中各因素作为常数，管电压地随着被检体的厚度而变化的方法，其数值关系可用下式来表示：

$$V = 2d+C \qquad ⑥$$

式中 V 代表管电压的 kV 数，d 代表被检体的厚度（cm），C 代表常数可由实验求出。例如，当管电流是 100 mA，摄影距离为 100 cm 时，四肢骨的常数 C = 30，腰椎骨的 C = 26，头部的 C = 24。

这个方法的特点是，被检体厚度增减 1 cm，管电压就增减 2 kV。一般都将系数作为 2 来计算。

（2）固定管电压法：1955 年 Funchs 创造了固定管电压法。在 X 线摄影中管电压值固定，mAs 随着被摄体的厚度和密度而变化。固定管电压法所用的管电压值，比变动管电压法对同一身体组织使用的管电压值一般要高 10～20 kV，mAs 值成倍下降。例如，摄取头颅侧位条件时用 70 kV、40 mAs；若改用 80 kV，则仅用 15 mAs 就能得到相应效果。

另外，固定管电压技术所采用的管电压值高，产生的散射线多。在 X 线摄影中，一般都要用滤线栅来吸收散射线。

（二）X 线自动曝光控制技术

目前有两种自动曝光控制，即以荧光效应控制的光电管自动曝光控制和以 X 线对空气的电离效应为基础的电离室自动曝光控制。共同机制是采用对 X 线敏感的探测器，它们把 X 线剂量转换成电流或电压，并正比于 X 线剂量率，在时间积分后的电压就正比于所接受的 X 线剂量。当把积分电压与一个正比于图像密度的设定电压进行比较，由一个门限探测器给出剂量到达设定值的曝光终止信号，以切断高压，就形成了自动曝光控制。

1．光电管自动曝光系统

（图 1-4）是利用光电倍增管构成的自动剂量控制原理图。由影像增强器输出屏发出的可见光经分光采样送至光电倍增管，它的输出信号经放大后变为控制信号。这种控制信号正比于光电倍增管所接受的光强度，因而信号也正比于影像增强器所接收的 X 线剂量率。控制信号经过一个积分器按曝光时间积分后的电压正比于剂量率对曝光时间的积分 –X 线剂量。当它达到某一定值时，便由门限探测器给出曝光结束信号，切断高压，就形成了自动剂量控制。

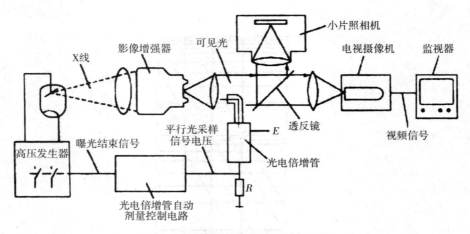

图 1-4　光电倍增管自动剂量控制原理图

这种自动曝光控制（AEC）系统主要利用锑 – 铯光电阴极和二次发射的多级光电倍增管。

2．电离室自动曝光系统

电离室自动曝光系统是利用电离室内气体电离的物理效应，电离电流正比于 X 线强度。当探测器达到理想密度时，通过电离电流的作用，自动切断曝光。它比光电管自动曝光技术应用广泛。

电离室的结构包括两个金属平行极，中间为气体。在两极间加上直流高压，空气作为绝缘介质不导电。当 X 线照射时，气体被 X 线电离成正负离子，在强电场作用下，形成电离电流。利用这一物理特性，将电离室置于人体与探测器之间。在 X 线照射时，穿过人体的 X 线使电离室产生电离电流，此电流作为信号输入到控制系统。电离室输出的电流正比于所接受的 X 线剂量率，经过多级放大后，在积分器内进行时间积分。这种积分后的电压就正比于电离室接受的 X 线剂量率与时间的乘积，积分电压经放大后送到门限探测器。当积分电压到达预设的门限时，X 线剂量达到设定值，输出信号触动触发器，送出曝光结束信号，立即切断高压。

为了提高电离室控时的准确性和稳定性，要选用高原子序数的金属作为电极材料，使金属吸收 X 线量子后释放出来的电子再次激发气体电离；电离室的厚度尽量小，表面积稍大，过厚增加患者至探测器之间的距离，造成影像的几何模糊。需要前置放大器，将微弱的电离电流放大。在电离室表面装 2 ~ 3 个测量野，测量野用喷雾法将导电物质喷涂在塑料薄片上，夹一些密度低的泡沫塑料之中，周围的保护环与连接线也都喷涂导电物质，以保证在图像上不留任何阴影。整个电离室除测量野外，都用泡沫塑料填充，然后用两块很薄的铜块夹住，以保证电离室的表面机械强度（图 1-5）。

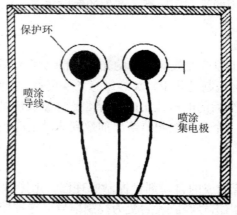

图 1-5　三野电离室基本结构

三、X线摄影的基础知识

（一）解剖学基准线

1. 标准姿势（解剖学姿势）

身体直立，面向前，两眼向正前方平视，两足并立，足尖及掌心向前，两上肢下垂置于躯干两侧，手掌向前。在X线摄影中，无论患者处于何种体位或动作，均应以解剖学姿势为定位的依据。

2. 解剖学方位

（1）近头侧为上，近足侧为下。

（2）近正中矢状面者为内侧，远正中矢状面者为外侧。

（3）近心脏侧为近端，远心脏侧为远端。

（4）近身体腹面为腹侧（前面），近身体背面为背侧（后面）（图1-6）。

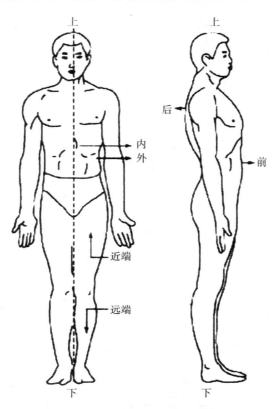

图1-6　人体标准姿势与方位

3. 解剖学关节运动

（1）屈伸运动：关节沿腹背轴运动，组成关节的上下骨骼相互靠近或远离，角度减小时为"屈"，相反为"伸"。

（2）内收、外展运动：关节沿冠状面运动，骨向正中矢状面靠近者为"内收"，反之者为"外展"。

（3）旋转运动：骨环绕矢状轴做旋转运动时称"旋转运动"。骨的前面向内旋转时为"旋内"，相反为"旋外"。

4. 解剖学基准线（面）（图1-7）

（1）矢状面：将人体纵断为左右两部分的面称"矢状面"。

（2）正中矢状面：将人体左右等分的面称"正中矢状面"。

（3）水平面：与地平面平行且将人体横断为上下两部分的断面称"水平面"。

（4）冠状面：将人体纵断为前后两部分的断面称"冠状面"，冠状面与矢状面垂直。

（5）水平线：人体直立时，与地面平行的线。

（6）正中线：将人体左右等分的线。

（7）矢状线：与水平线相交，与正中线平行的线。

（8）冠状线：与矢状面垂直相交，将人体前后分开的线。

（9）垂直线：与人体水平线垂直的线。

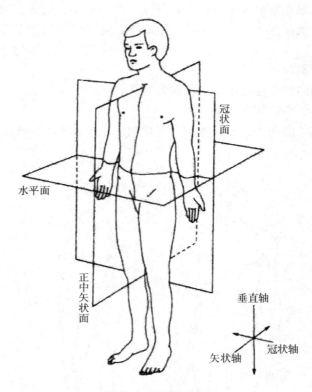

图 1-7　解剖学基准面

（二）X 线摄影学基准线

1. 头颅体表定位线（图 1-8）

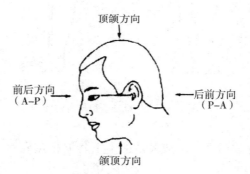

图 1-8　头颅摄影方向

（1）听眶线（ABL）：即人类学的基准线（ABL），外耳孔上缘与眼眶下缘的连线。

（2）听眦线（OMBL）：外耳孔中点与眼外眦的连线，听眦线与听眶线呈 12° ～ 15° 角。

（3）听鼻线：外耳孔中点与鼻前棘的连线，听鼻线与听眦线约呈 25° 角。

（4）瞳间线：两侧瞳孔间的连线，与水平面平行。

（5）听眉线（SML）：外耳孔中点与眶上缘的连线，听眉线与听眦线约呈 10° 角。

（6）眶下线（IOL）：两眼眶下缘的连线（图 1-9）。

2. 摄影用线及距离

（1）中心线：X 线束中，居中心部分的那一条线称"中心线"。

（2）斜射线：在X线束中，中心线以外的线称"斜射线"。

（3）焦－片距：X线管焦点到探测器的距离。

（4）焦－物距：X线管焦点到被照体的距离。

（5）物－片距：被照体到探测器的距离。

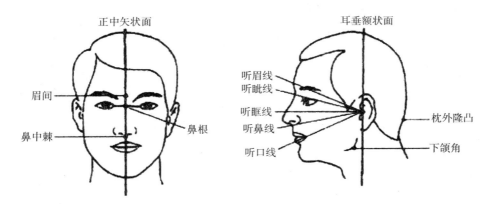

图1-9　头颅摄影基准点、线、面

（三）X线摄影体位与方向

1. 命名原则

（1）根据中心线入射被照体时的方向命名：如中心线经胸部后方第6胸椎水平垂直射入探测器的体位称为胸部后前正位。

（2）根据被照体与探测器的位置关系命名：如左胸部紧贴探测器的体位称为左前斜位。

（3）根据被照体与摄影床的位置关系命名：如人体的上身左侧紧贴摄影床称为左侧卧位。

（4）根据被照体与摄影床的位置关系及中心线入射被检体时与探测器的关系命名：如人体仰卧摄影床，中心线经人体一侧水平射入探测器的体位称为仰卧水平侧位。

（5）根据被照体姿势命名：如胸部前凸位，小儿双髋的蛙式位。

（6）根据某部的功能命名：如颈椎的过伸过屈位，下颌关节的张口与闭口位。

（7）根据摄影体位创始人的名字：命名如乳突劳氏位、髋关节谢氏位等。

2. 摄影体位

（1）立位：被检者身体呈站立位姿势，矢状面与地面垂直。

（2）坐位：被检者身体呈坐位姿势。

（3）半坐位：在坐位姿势下，背部向后倾斜时称"半坐位"。

（4）仰卧位：为被检者背侧向摄影床的卧位姿势。

（5）俯卧位：为腹部向摄影床的卧位姿势。

（6）右侧卧位：人体右侧向摄影床的卧位姿势称为右侧卧位。

（7）左侧卧位：人体左侧向摄影床的卧位姿势称为左侧卧位。

（8）右前斜位（RAO第1斜位）：人体右侧面向前靠近探测器倾斜的体位姿势。

（9）左前斜位（LAO第2斜位）：人体左侧面向前靠近探测器倾斜的体位姿势。

（10）左后斜位（LPO第3斜位）：人体左侧背向后靠近探测器倾斜的体位姿势。

（11）右后斜位（RPO第4斜位）：人体右侧背向后靠近探测器倾斜的体位姿势。

（12）外展位（ABD）：手或足沿冠状面运动，远离体轴向外侧（左或右）展开的肢体位。

（13）内收位（ADD）：手或足沿冠状面向体轴方向移动的肢体位。

（14）外旋位：以手或足的纵轴（中轴）为轴心，向外旋转的肢体位。

（15）内旋位：以手或足的纵轴（中轴）为轴心，向内旋转的肢体位。

（16）屈曲位：形成关节的两块骨骼之间，做减小角度的屈曲运动的肢体位。

（17）伸展位：形成关节的两块骨骼之间，做增大角度的伸展运动的肢体位。

3. 摄影方向

中心线入射被照体时的方向称为摄影方向。

（1）矢状方向：为中心线与身体矢状面平行的入射方向，例如，前后方向为中心线经被照体的前方射入，从后方射出；腹背方向为中心线经被照体的腹侧射向背侧。

（2）冠状方向：为中心线与身体冠状面平行的入射方向，例如，左右方向是中心线经被照体的左侧射向右侧的方向；左右方向是中心线经被照体的右侧射向左侧的方向。

（3）斜射方向：为中心线从被检体的矢状面与冠状面之间入射，从另一斜方向射出的方向。例如，左前斜方向是中心线经被照体的右后方射向左前方的方向；右后斜方向是中心线经被照体的左前方射向右后方的方向。

（4）上下方向（轴）：为中心线经被照体的头侧射向尾侧的方向。

（5）切线方向：为中心线入射被照部位时与病灶边缘相切的方向。

（6）内外方向：为中心线经被照体的内侧射向外侧的方向。

（7）外内方向：为中心线经被照体的外侧射向内侧的方向。

（8）背底方向：为中心线经被照体的足背射向足底的方向。

（9）掌背方向：为中心线经被照体的手掌射向手背的方向。

（10）前后方向：为中心线经被照体的前方射向被照体的后方的方向。

（11）后前方向：为中心线经被照体的后方射向被照体的前方的方向。

4. 摄影体位

（1）正位：被照体矢状面与探测器的长轴平行，中心线经被照体的前方或后方入射，同时以后方或前方射出的体位，如头颅的前后或后前位、脊柱各椎体段的前后或后前位、胸部的前后或后前位，腹部和盆腔的前后位、四肢的前后位等。

（2）侧位：被照体冠状面与探测器长轴平行，中心线经被照体的一侧入射，从另一侧射出的体位，如头颅的左右侧位、脊柱各椎体段的左右侧位、胸部的左右侧位、四肢的侧位等。

（3）斜位：被照体与探测器呈一定的摄影角度，中心线经被照体的左、有后方或左、右前方入射，从左、右前方或左、右后方射出的体位。如胸部左前斜位、胸部右前斜位、腰椎右前斜位、胸骨斜位、颈椎右后斜位等。

（4）轴位：中心线与被照体长轴平行的摄影体位，如髌骨轴位、跟骨轴位等。

（5）特殊位：枕顶位、鼻颏位、额鼻位、前凸位、切线位等。

（6）一般体位

①仰卧位：摄影台水平，被检者平卧台上，背侧在下，腹侧在上。

②俯卧位：与仰卧位相反，腹侧在下，背侧向上，头部可偏向一侧。

③立位：身体直立，分站立位和坐立位两种。

④卧位：摄影台水平，被检者以任何姿势卧于台面上，包括仰卧、俯卧和侧卧。

⑤头低足高位：被检者仰卧于台面上，台面倾斜使头侧比足侧低。

（7）专用体位

①侧位：身体左侧或右侧靠近探测器，矢状面与探测器平行。

②斜位：身体前部或后部贴近探测器，冠状面或矢状面不与探测器平行或垂直而呈一定角度。

③右前斜位（又称第一斜位）：身体右前部贴近探测器。

④左前斜位（又称第二斜位）：身体左前部贴近探测器。

⑤右后斜位：身体右后部贴近探测器。

⑥左后斜位：身体左后部贴近探测器。

⑦水平位：被检者仰卧、俯卧或侧卧于台面上，X线水平摄影。

⑧左侧卧水平正位：被检者左侧卧于台面上，X线水平摄影。

⑨右侧卧水平正位：被检者右侧卧于台面上，X 线水平摄影。

⑩仰卧水平侧位：被检者仰卧于台面上，X 线水平摄影。

⑪俯卧水平侧位：被检者俯卧于台面上，X 线水平摄影。

（四）体表解剖标志

体表解剖标志是指在人体的表面上看到或扪到的固定标志点，这些标志点与体内的某一解剖部位或脏器有对应的关系。摄影时根据人体体表的固定标志点，可以确定肉眼不可见的人体内部的解剖部位。

1. 颈部

（1）颈部的边界：颈部上方以下颌下缘、乳突至枕外粗隆连线与头面部分界。下方自胸骨上窝、锁骨、肩峰向后到第 7 颈椎棘突为界。

（2）颈部体表标志：颈部体表标志因年龄、性别和个体而异。第 7 颈椎棘突儿童和妇女呈圆形，成人男性骨性标志突出。

（3）舌骨：位于颈中线上方，相当第 4 颈椎水平。

（4）甲状软骨：成人男性在上缘处构成高突的喉结，其后方正对第 5 颈椎。

（5）环状软骨：位于甲状软骨下方。临床上常在此处做急救气管切开或用粗针头穿入，以解救窒息。它的后方对第 6 颈椎，它是喉与气管、咽与食管的分界点。

（6）胸骨颈静脉切迹：相当于第 2、3 颈椎水平；锁骨上窝位于锁骨中 1/3 分界处上方。

2. 胸部

（1）边界：胸部的上界是由胸骨颈静脉切迹沿锁骨到肩锁关节，以此连线往后到第 7 颈椎棘突。胸部下界相当胸廓的下口，胸部和上肢的界限是三角肌的前缘。

（2）形状：胸部外形与骨骼、肌肉和内脏发育状况有关。一般可分为两种类型，宽短型和狭长型。宽短型胸部特点是胸骨下角较大（最大到 120°），肋骨近于水平，胸骨较宽，胸骨上凹不明显，胸围较大。狭长型胸部特点是胸骨角较小（90° ~ 100°），肋骨倾斜角较大，胸骨狭长，胸骨上凹明显，胸围较小。

（3）体表标志：胸骨柄与胸骨体处形成向前突的胸骨角，两侧连接着第二肋骨，可作为计数肋骨的标志。胸骨角相当于第 4、5 胸椎水平，后方对着气管分叉处。

胸骨柄中分处相当于主动脉弓的最高点。剑胸关节相当于第 9 胸椎水平，剑胸关节可表示胸膜正中线的分界，也可作为心下缘膈肌和肝上面的前分界线。

锁骨外 1/3 处下方为锁骨上窝，窝内可触及喙突。肩关节做屈伸运动时，可感到喙突在移动。锁骨下方自第二肋骨开始可摸到各肋。由胸锁关节到第 10 肋软骨角稍后划一线，即可标出肋骨与肋软骨的交点。

第 2、3 肋骨呈水平，往下各肋骨逐渐斜行，第 2 前肋间最宽，第 5、6 肋骨最狭。肋骨的最低点相当于第 3 腰椎水平。

男性乳头对第 4 肋骨，相当第 7、8 胸椎水平。女性乳头位置低，个体差异较大，不宜做体表定位点。

在左侧第 5 肋骨间锁骨中线内侧约 2 cm 处，可见心尖冲动点。当左侧卧位时，心尖位置移往左侧，仰卧位心尖冲动点可升高一肋。肩胛骨根部对第 3 胸椎棘突，下角对第 7 胸椎。

（4）有关胸部的径线

前正中线——通过胸骨两外侧缘中点的垂线。

肋骨线——通过胸骨两侧最宽处的两条垂线。

锁骨中线——通过锁骨中点的垂线。

腋前线——通过腋窝前缘的垂线。

腋中线——通过腋窝中点的垂线。

腋后线——通过腋窝后缘的垂线。

肩胛线——当两臂下垂，通过肩胛下角的垂线。

脊柱旁线——相当于各椎体横突尖端的连线。

后正中线——相当于各棘突的连线。

3．腹部

（1）边界：腹部包括腹壁、腹腔及其内脏器官。上界从前向后为胸骨剑突、肋弓、第 11 肋前端与第 12 胸椎。下界从前向后为耻骨联合下缘、耻骨结节、腹股沟韧带、髂嵴与第 5 腰椎下缘。腹壁在后方为脊柱的腰部，前外侧壁均为扁平肌构成。

（2）个体差异：腹部外形与腹腔器官的位置随年龄、体型、性别以及肌肉、脂肪发育程度而异。矮胖型的人，腹部上宽下狭，膈、肝、盲肠与阑尾等位置较高，胃趋于横位；瘦长型的人则与此相反。小儿因各系统发育不平衡，膈位置较高，肝比成人比例大，骨盆在比例上小于成人，因此腹部外形比例较成人大，老年人因肌肉乏力，韧带松弛，故内脏下垂，位置低下，下腹部呈明显隆凸状。体位改变对腹腔器官位置的影响也很明显，卧位器官上移、膈上升。直立时，则相反。

（3）体表标志：骨性标志有剑突、肋弓、第 11 肋前端。下方有耻骨联合、坐骨结节、髂前上棘、髂嵴。脐的位置不恒定，约相当第 3、4 腰椎之间。

（五）X 线摄影的原则和步骤

1．摄影原则

（1）焦点的选择：摄影时，在不影响 X 线球管负荷的原则下，尽量采用小焦点，以提高 X 线图像的清晰度。小焦点一般用于四肢、鼻骨、头颅的局部摄影。大焦点一般用于胸部、腹部、脊椎等较厚部位的摄影。

（2）焦 - 片距及肢 - 片距的选择：焦点至探测器的距离称为焦 - 片距，肢体至探测器的距离称为肢 - 片距。摄影时应尽量使肢体贴近探测器，并且与探测器平行。肢体与探测器不能靠近时，应根据 X 线机负荷相应增加焦 - 片距，同样可收到放大率小、清晰度高的效果。不能平行时，可运用几何学投影原理尽量避免影像变形。

（3）中心线及斜射线的应用：中心线是 X 线束的中心部分，它代表 X 线摄影的方向。斜射线是中心线以外的部分。一般来说，中心线应垂直于探测器摄影，并对准摄影部位的中心。当摄影部位不与探测器平行而成角时，中心线应垂直肢体和探测器夹角的分角面，利用斜射线进行摄影。

（4）滤线设备的应用：按照摄片部位的大小和焦 - 片距离，选用合适的遮线器。体厚超过 15 cm 或应用 60 kV 以上管电压时，需加用滤线器，并按滤线器使用的注意事项操作。

（5）X 线球管、肢体、探测器的固定：X 线球管对准摄影部位后，固定各个旋钮，防止 X 线球管移动。为避免肢体移动，在使肢体处于较舒适的姿势后给予固定。同时向患者解释，取得密切配合，保持肢体不动。探测器应放置稳妥，位置摆好后迅速曝光。

（6）千伏与毫安秒的选择：摄影前，必须了解患者的病史及临床诊断，根据摄影部位的密度和厚度等具体情况，选择较合适的曝光条件。婴幼儿及不合作患者应尽可能缩短曝光时间。

（7）呼气与吸气的应用：患者的呼吸动作对摄片质量有一定影响。一般不受呼吸运动影响的部位如四肢骨，不需屏气曝光；受呼吸运动影响的部位如胸腹部，需要屏气曝光。摄影前应训练患者。

①平静呼吸下屏气：摄影心脏、上臂、肩、颈部及头颅等部位，呼吸动作会使胸廓肌肉牵拉以上部位发生颤动，故摄影时可平静呼吸下屏气。

②深吸气后屏气：用于肺部及膈上肋骨的摄影，这样可使肺内含气量加大，对比更鲜明，同时膈肌下降，肺野及肋骨暴露于膈上较广泛。

③深呼气后屏气：深吸气后再呼出屏气，这样可以增加血液内的氧气含量，延长屏气时间，达到完全不动的目的。此法常用于腹部或膈下肋骨位置的摄影，呼气后膈肌上升，腹部体厚减薄，影像较为清晰。

④缓慢连续呼吸：在曝光时，嘱患者做慢而浅的呼吸动作，目的是使某些重叠的组织因呼吸运动而模糊，而需要摄影部位可较清楚的显示。例如，胸骨斜位摄影。

⑤平静呼吸不屏气：用于下肢、手及前臂躯干等部位。

（8）照射野的校准：摄影时，尽量缩小照射野，照射面积不应超过探测器面积，在不影响获得诊断信息前提下，一般采用高电压、低电流、厚过滤，可减少 X 线辐射量。

2．摄影步骤

（1）阅读会诊单：认真核对患者姓名、年龄、性别，了解病史，明确摄影部位和检查目的。

（2）摄影位置的确定：一般部位用常规位置进行摄影，如遇特殊病例可根据患者的具体情况加照其他位置，如切线位、轴位等。

（3）摄影前的准备：摄影腹部、下部脊柱、骨盆和尿路等部位平片时，必须清除肠道内容物，否则影响诊断。常用的方法有口服泻药法，如口服番泻叶或25%甘露醇，或清洁灌肠。

（4）衣着的处理：摄影前除去衣物或身体部位上可能影响图像质量的任何异物，如发卡、纽扣、胸罩、饰物、膏药等。

（5）肢体厚度的测量：胸部摄片的下伏值是依据人体厚度决定的，根据体厚选择摄影条件。

（6）训练呼吸动作：摄胸部、头部、腹部等易受呼吸运动影响的部位，在摆位置前，做好呼气、吸气和屏气动作的训练，要求患者合作。

（7）摆位置、对中心线：依摄片部位和检查目的摆好相应的体位，尽量减少患者的痛苦。中心线对准摄影部位的中心。

（8）辐射防护：做好患者局部X线的防护，特别是性腺的辐射防护。

（9）选择焦－片距离：按部位要求选好X线球管与探测器的距离。如胸部为180 cm，心脏为200 cm，其他部位为90～100 cm。

（10）选定曝光条件：根据摄片部位的位置、体厚、生理、病理情况和机器条件，选择大小焦点、千伏、毫安、时间（秒）、距离等。

（11）曝光：以上步骤完成后，再确认控制台各曝光条件无误，然后曝光。

四、高千伏摄影

高千伏摄影是用120 kV以上的管电压进行X线摄影，此时产生能量较大的X线能量，以此获得成像范围内影像层次丰富的图像。主要用于胸部的摄影。

（一）成像原理

当用90 kV以下管电压（常规千伏）进行X线摄影时，人体对X线的吸收以光电效应为主，各组织影像密度的高低受原子序数和身体厚度的影响较大，骨骼、软组织、脂肪和气体有明显的影像密度差异，图像的对比度好。但各种组织结构重叠在一个平面时，影像密度低的组织就会被影像密度高的组织所遮盖。

当用120 kV以上管电压（高千伏）进行X线摄影时，人体组织对X线的吸收以康普顿散射为主，各部分结构影像密度的高低受原子序数和身体厚度的影响减小。骨骼、软组织、脂肪和气体的密度差异相应减小，各种组织间相互重叠的影像都能显示出来，出现层次丰富和细节清晰的图像。

胸部高千伏摄影可以显示肺纹理、心脏、肋骨以及被心脏和膈肌遮盖的肺组织影像。

（二）应用评价

高千伏摄影要求是中、高频大容量的X线机，管电压可达120 kV以上，X线球管窗口附加滤过3.5 mmAl；使用栅比在12∶1以上高栅比滤线器。

高千伏摄影的优点有：①可获得层次丰富的图像，提供更多的诊断信息。②降低毫安秒，减少患者接受的X线辐射剂量。③缩短曝光时间，减轻因患者运动造成的影像模糊。④减轻X线球管的负荷，延长X线机的使用寿命。⑤曝光宽容度提高有利于摄影条件的选择。

高千伏摄影的缺点主要是散射线增多，图像的灰雾度增加，图像的对比度下降。所以，实施高千伏摄影必须在X线球管窗口前增加滤过和使用滤线设备，消除散射线，以获得高质量的X线图像。

五、乳腺X线摄影

乳腺X线摄影最早于1913年由德国的Saloman开始进行研究，1930年美国的Warren采用钨靶X线机、细颗粒探测器及增感屏技术进行乳腺摄影。1960年美国的Egan采用大mAs、低kV、无增感屏方法

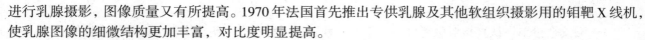

进行乳腺摄影，图像质量又有所提高。1970年法国首先推出专供乳腺及其他软组织摄影用的钼靶X线机，使乳腺图像的细微结构更加丰富，对比度明显提高。

（一）设备与成像原理

乳腺X线摄影系统由高压发生器、X线管（铍窗、附加滤过）、X线摄影机架、操作控制台、辐射防护屏等构成。

乳腺X线摄影机架包括C形臂或球形臂、准直器、探测器、滤线器、自动曝光控制系统、压迫器等。作为乳腺X线数字摄影系统还应包括数字探测器和图像采集工作站等部件。

1. 高压发生器

乳腺摄影系统高压发生器的设计性能与常规X线摄影装置类似。采用逆变式高频高压发生器是现代乳腺摄影系统设计的标准。逆变式高压发生器的高频状态是50 Hz的上千倍。电感可以减小上千倍，变压器的铁芯截面积相应减小，从而使变压器体积和重量大幅度减小。此外，逆变式高压发生器可以获得平稳直流高压，高压波纹率降低，短时间曝光不受电源同步的影响，kVp控制精度提高。一般乳腺摄影系统的逆变频率在20 ~ 100 kHz。乳腺摄影系统的最大高压输出功率在3 ~ 10 kW，管电压范围在22 ~ 35 kVp，调节档次为1 kVp，管电流调节范围在4 ~ 600 mAs。

2. X线管

乳腺摄影系统的X线管要求设计两个焦点，大、小焦点的尺寸一般为0.3/0.1，大焦点最大管电流为100 mA，小焦点最大管电流为25 mA。小焦点是为乳腺放大摄影而设计的，以便将高频信息放大变成低频信息加以识别。X线管焦点越小，分辨力越高，信息传递功能也越高。在放大率为1.5的情况下，0.3焦点下的极限分辨力为10 lp/mm，而在0.1焦点下的极限分辨力为20 lp/mm。

乳腺X线摄影设备的X线管标准靶物质是钼。但是钼与铑或者钼与钨组合而成的双靶轨道X线管正被应用，特别是新近发展的装备又开始采用钨靶X线管。15 ~ 25 keV是产生乳腺X线吸收差异的最佳能谱范围。然而，从X线管发射出来的是一束混合射线，其中光谱的高能X线大部分穿透乳腺组织，将使对比度降低；而光谱的低能X线不能充分的穿透，将造成乳腺组织辐射剂量增加。因此，去除高能和低能X线是乳腺X线摄影必然要达到的目的，而其中最重要的一步就是选择合适的靶物质/滤过的组合。

通常靶物质/滤过的组合包括：钼靶/钼滤过、钼靶/铑滤过、铑靶/铑滤过和钨靶/铑滤过。通常总滤过必须相当于0.5 mm铝或者0.03 mm钼。附加0.025铑时，总滤过相当于0.5 mm铝。从图像质量和患者接受辐射剂量两方面综合考虑，使用钼靶时能够通过一定能谱范围内的钼特征放射得到较大强度的X线。

另外，附加具有20 keV吸收端的钼滤过时，能够将X线频谱中的低能成分和使对比度降低的吸收端以上的高能成分同时过滤，并且选择性的保留特征X线。铑滤过的吸收端比钼滤过高3.2 keV，20 ~ 23 keV的高能连续X线不易吸收，其结果是增加了X线穿透力，实现了使用更少的X线量进行摄影的可能性。对于更加致密或者厚度很大的乳腺，可以选择使用铑靶/铑滤过或者钨靶/铑滤过的组合。钨靶/铑滤过的能谱没有低能的特征X线，在低能范围内强度较低，在能量为20 ~ 23 keV时强度增加，K边缘以上的光子经滤过后显著减少。

按钼靶/钼滤过、钼靶/铑滤过、铑靶/铑滤过、钨靶/铑滤过的顺序，X线质逐渐变硬，穿透力逐渐增强。因此，在临床应用中，必须根据乳腺密度、厚度以及要达到的技术目的合理的选择组合（表1-1）。

表1-1　不同靶物质、滤过组合下管电压的选择

乳腺厚度	靶物质/滤过组合	管电压
< 3 cm	钼靶/钼滤过	25 ~ 26
3 ~ 5 cm	钼靶/钼滤过	26 ~ 28
5 ~ 6 cm	钼靶/铑滤过	28 ~ 30
> 6 cm	钼靶/铑滤过（铑靶/铑滤过）	> 30

美国的临床试验和科学调查发现，采用数字乳腺摄影拍摄所有厚度的乳腺，钨靶X线管配合铑和银

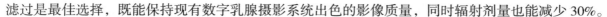

滤过是最佳选择，既能保持现有数字乳腺摄影系统出色的影像质量，同时辐射剂量也能减少 30%。

3. 自动曝光控制

乳腺 X 线摄影系统均配备有自动曝光控制（AEC），其目的是获取稳定、适宜的影像密度。AEC 装置位于影像接收器（探测器、IP、平板探测器等）下方，标准配置由 1 ～ 3 个半导体探测器构成的传感器和放大器、电压比较器组成控制系统。AEC 装置预置了相关的技术参数，以便达到乳腺影像的适宜密度。

全自动曝光控制（AOP）是 GE 公司推出的全自动曝光系统，它的特点是自动为每一位患者设定个性化的 kVp、靶物质及滤过。AOP 通过最初的 15 ms 的预曝光，自动测量乳腺的厚度、密度，由此自动选择靶物质、滤过、kVp 等参数，控制 mAs，结束曝光。

4. 乳腺摄影系统支架装置

乳腺摄影系统支架装置可以在患者处于立位或者坐位时，获取不同角度和放大倍数的图像。乳腺摄影系统的支架分为 C 形臂和球形臂两种，一般采用 C 形臂的较多。

C 形臂由乳腺摄影系统立柱上的滑架支持，可通过手动或者电动进行上下移动和旋转运动。C 形臂的一个设计特点是等中心旋转，以患者乳腺为转动中心，无论头尾位（CC）、内外斜位（MLO）还是侧位摄影，都无须改变 C 形臂的高度和患者的位置。它的另一个设计特点是镜像记忆功能，能进行一侧 MLO 位摄影和变换到另一侧摄影时，C 形臂自动旋转到与前一次摄影相对称的位置，如此可确保两侧体位的对称性，且简化操作，提高效率。C 形臂的设计结构保证了任何情况下 X 线中心线永远垂直于影像探测器（屏/片、IP 或 FPD），射线源到影像探测器的距离一般为 60 cm。

球形臂设计的最大特点是患者体位舒适、技师操作空间大。球形臂的设计益于患者身体的稳定，便于乳腺固定，且胸部肌肉放松，乳腺自然下垂，有利于更多的乳腺组织和靠近胸壁处乳后组织及腋尾区病变进入照射野。同时，技师可面对患者，拥有更广的操作区域，方便观察、定位；正面观察，与患者正面交流，可随时观察患者状态。双手操作，对于乳腺的牵拉、压迫、定位更为准确、方便，使乳腺在照射野中的定位更易于控制。球形臂的设计结构为三维移动，即垂直升降、同心旋转、前后倾斜。

5. 探测器

在乳腺托盘和滤线器下方是影像探测器。对于传统乳腺 X 线摄影机来说，它以暗合仓的方式装载屏-片系统胶片进行影像的获取、检测。对于数字乳腺摄影系统来说，它可以装载乳腺摄影专用的 IP、数字平板探测器等。

数字乳腺摄影探测器按照原理可以分为 3 类：光激励存储荧光体（PSP）、全野有源矩阵探测器和扫描系统。从 X 线光子转换为电荷的形式来讲，又可分为间接转换和直接转换两种类型。间接转换探测器有 CR 所用的光激励存储荧光体成像板、碘化铯/非晶硅平板探测器、间接转换"狭缝扫描"系统。直接转换探测器有非晶硒平板探测器和直接光子计数技术（直接转换"多狭缝"扫描系统）。

6. 准直器

准直器的窗口通过手动或自动调整，以获取与所选用的影像接收器尺寸一致的广野。广野与照射野的误差应在焦点-影像接收器距离（SID）的 2% 以内。

7. 滤线栅

影像探测器上面是一个可以移动的活动滤线栅，当不需要滤线栅时，可以很容易地取下。乳腺摄影中使用的滤线栅有线型滤线栅和高通多孔型滤线栅（HTC），也称为蜂窝状滤线栅。乳腺摄影使用的典型的线型聚焦滤线栅栅比为 4 : 1 ～ 5 : 1、栅焦距为 65 cm、栅密度为 30 ～ 50 l/cm。活动滤线栅曝光倍数为 2 ～ 3。线型滤线栅栅板一般为铅，栅板间的充填材料有木、碳纤维、铝，当前采用较多的是碳纤维和铝。

8. 压迫装置

压迫器通常用边缘增强的有机玻璃板制成，可以在立柱上上下运动，运动方式可以是手动或者电动。电动方式由微机控制，提供连续变化的柔性压迫速率，根据腺体大小和弹性自动感应压力，使腺体压迫更加均匀适度。压迫装置应具有安全保护措施，保证患者不受到伤害。

适宜的压迫是乳腺 X 线摄影程序中非常重要的组成部分，压迫的主要目的是减少乳腺厚度，以利于

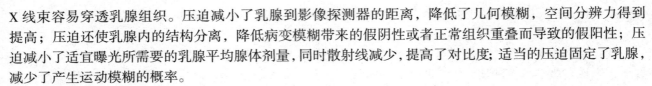

X线束容易穿透乳腺组织。压迫减小了乳腺到影像探测器的距离，降低了几何模糊，空间分辨力得到提高；压迫还使乳腺内的结构分离，降低病变模糊带来的假阴性或者正常组织重叠而导致的假阳性；压迫减小了适宜曝光所需要的乳腺平均腺体剂量，同时散射线减少，提高了对比度；适当的压迫固定了乳腺，减少了产生运动模糊的概率。

9. 工作站

乳腺X线摄影工作站由计算机硬件和软件构成，用于乳腺影像的后处理、诊断评价以及影像的硬拷贝和存储传输。常见的处理一般有窗宽、窗位的调节，灰度调节，影像黑白反转，放大，距离测量等。硬件配置包括高性能的CPU，大容量的内存和硬盘，光存储设备，DICOM接口，高分辨、高亮度显示器等。

10. 乳腺X线摄影的附加器件

乳腺X线摄影系统的附件根据各公司设备的型号和配置不同而异。一般配有一套乳腺压迫板，包括一套腋窝板、一套放大平台、乳腺支持器、带刻度的活检压缩版、光线定位器、外置X线防护板、X线遥控手动开关、液压座椅、四功能组踏板、条码扫描仪等。

（二）摄影体位

乳腺摄影时被检者通常取立位和坐位。在乳腺摄影体位的选择中，内外斜位（MLO）和头尾位（CC）是所有乳腺摄影常规采用的体位。

1. 内外斜位（MLO）

内外斜位显示的乳腺组织比较全面。患者的常规体位为立位，如不能站立，也可采取坐位。内外斜位的操作步骤如下：

（1）嘱患者面对摄影设备站立，两足自然分开，探测器托盘平面与水平面成30°～60°角，使探测器与胸大肌平行。X线束方向从乳腺的上内侧面到下外侧面。

（2）为了确定胸大肌的角度，技师将手指放置在肌肉后方的腋窝处，患者肩部松弛，技师将胸大肌轻轻向前推移，使可移动的外侧缘更加明显。高瘦患者所需较低为50°～60°，矮胖患者以30°～40°为宜，一般身高体重的患者所需角度为40°～50°。探测器与胸大肌的角度不平行将导致乳腺成像组织减少。双侧乳腺的体位角度通常相同。

（3）运用可移动组织向固定组织运动原理，提升乳腺，然后向前、向内移动乳腺组织和胸大肌。

（4）患者成像乳腺侧的手放在手柄上，移动患者肩部，使其尽可能靠近滤线栅的中心。

（5）探测器托盘的拐角放在胸大肌后面腋窝凹陷的上方，即滤线器拐角处定位在腋窝的后缘，但要在背部肌肉的前方。

（6）患者的手臂悬在探测器托盘的后面，肘弯曲以松弛胸大肌。向探测器托盘方向旋转患者，使托盘边缘替代技师的手向前承托乳腺组织和胸大肌。

（7）向上向外牵拉乳腺，离开胸壁以避免组织影像相互重叠。

（8）然后开始压迫，压迫板经过胸骨后，连续旋转患者使她的双臂和双足对着乳腺摄影设备。压迫器的上角应稍低于锁骨。当将手移开成像区域时，应该用手继续承托乳腺，直至有足够压力能保持乳腺位置为止。

（9）向下牵拉腹部组织以打开乳腺下皮肤褶皱。整个乳腺从乳腺下褶皱到腋窝，都应位于暗合托盘的中心。

（10）非检侧乳腺对检查有影响时，让患者用手向外推压，然后嘱患者保持身体不动，平静呼吸中屏气曝光。

2. 头尾位（CC）

头尾位作为常规摄影体位，应确保在MLO体位中可能漏掉的组织在CC位中显示出来。如果MLO体位有组织漏掉的话，最有可能是内侧组织。因此，在CC摄影体位上要求显示所有内侧组织，同时应该尽可能多的包含外侧组织。CC位的操作步骤如下：

（1）技师站在患者所检查乳腺的内侧，以便自如地控制被检者体位。

（2）按乳房的自然运动性高度，提高乳腺下褶皱升高暗合托盘与提升的乳腺下褶皱缘接触。一只手

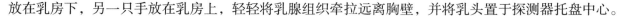

放在乳房下，另一只手放在乳房上，轻轻将乳腺组织牵拉远离胸壁，并将乳头置于探测器托盘中心。

（3）用一只手将乳房固定在此位置上，提升对侧乳房，转动患者，直至滤线器的胸壁缘紧靠在胸骨上，将对侧乳房放在暗合托盘的拐角上，而不是暗合托盘后面。患者头部向前放在球管一侧，这样患者身体可以向前倾，使乳房组织摆在影像探测器上。

（4）为了提高后外侧组织的可显示性，用乳房上方的手经过暗合托盘胸壁缘，将乳房后外侧缘提升到暗合托盘上，使患者在无旋转的情况下完成。

（5）使患者未成像侧的手臂向前抓住手柄，技师手臂放在患者背后，这样有助于协助患者保持肩部松弛。同时用手轻推患者后背，以防止患者从乳腺摄影设备中脱离出来。用手牵拉锁骨上皮肤，以缓解在最后压迫过程中患者皮肤的牵拉感。

（6）在进行压迫时，固定乳房的手向乳头方向移动，同时向前平展外侧组织以消除褶皱；患者成像一侧的手臂下垂，肱骨外旋。此种上臂摆位可以去除皮肤褶皱。如果皮肤褶皱依然存在，则用一根手指在压迫装置外侧缘滑动，以展平外侧的皮肤褶皱。

（7）嘱患者保持身体不动，平静呼吸中屏气曝光。

3. 乳腺 X 线摄影中的特殊体位

乳腺 X 线摄影中除了常规的 MLO 和 CC 位，还有许多常规的附加体位可以进行选择，以便更好地对病变进行定位、定性诊断。

（1）90° 侧位：也称直侧位，是最常用的附加体位，包括外内侧位和内外侧位。90° 侧位与标准体位结合成三角形来定位乳腺病变。90° 侧位能提供最小的物片距，以减小几何模糊。当在 MLO/CC 位中的一个体位上有异常发现，而另一个体位上看不见时，应首先确定它是否真实存在，是否为重叠组织或者探测器或者皮肤上的伪影，加拍一张 90° 侧位会提供这些信息。在斜位或 90° 侧位上病变相对于乳头位置的改变，可用来确定病变是位于乳腺的内侧、中间还是外侧。当临床触诊已经确定病变在乳房的内侧时，则首选外内侧位。

外内侧位的操作步骤：球管臂旋转 90°，暗合托盘顶部在胸骨上切迹水平。患者胸骨紧贴暗合托盘边缘，颈部前伸，下颌放在托盘顶部。向上向中牵拉可运动外侧和下部组织。向暗合托盘方向旋转患者，使压迫板经过前部肌肉。患者手臂高举过暗合托盘，肘部弯曲以松弛胸肌。继续旋转患者直至乳腺呈真正侧位，且位于暗合托盘中央。向下轻轻牵拉腹部组织以打开乳房下褶皱。

内外侧位的操作步骤：球管臂旋转 90°，患者手臂外展 90° 跨越暗合托盘顶部放置。同样使用相对固定组织的运动原理，向前向内牵拉乳腺组织和胸大肌，向上向外提升乳房，且轻轻牵拉使其离开胸壁，使患者身体向暗合托盘旋转并开始压迫。当压迫板经过胸骨后，继续使患者旋转直至乳腺成真正侧位位置，且位于暗合托盘中央。继续进行压迫直至组织紧张为止。然后轻轻向下牵拉腹部组织打开乳房下褶皱。

（2）定点压迫位：定点或锥形压迫位是一个较多应用的技术，有助于密集组织区域的模糊或不明确组织病变的发现。与整体乳腺压迫相比，定点压迫能允许感兴趣区厚度有更大幅度减小，提高乳腺组织的分离程度。定点压迫用来对感兴趣区内正常与异常组织结构的区分，可产生更高的对比度和对发现物更精确的评估。

各种尺寸的定点压迫设备，尤其是较小的设备，均可进行较为有效的定点压迫。根据最初的乳腺 X 线影像，技师通过确定病变的具体位置来确定小的压迫装置的放置位置。为了确定病变的具体位置，需要测量乳头至病变的垂直距离。用手模拟加压，将三种测量值转换成标记来确定病变的具体位置，然后将中心的定点压迫装置放在病变上方。

定点压迫位通常结合小焦点放大摄影来提高乳腺细节的分辨力。

（3）放大位：放大位有助于对病灶密度或团块的边缘和其他结构特征进行更精确的评估，有利于对良恶性病变的区分。放大位还对钙化点的数目、分布和形态有更好的显示。此技术还可用于在常规体位中不易发现的病变。

放大位一般使用 0.1 的小焦点，同时需要一个放大平台来分离被压乳腺和探测器，其放大率为 1.5 倍。由于放大位乳腺摄影采用空气间隙和微焦点技术，将会导致患者曝光的时间相对增加，从而增加了辐射剂量。

（4）夸大头尾位：夸大头尾位能显示包括大部分腋尾的乳腺外侧部分的深部病变。患者的起始体位同常规的 CC 位，在提升完乳房下部褶皱后，转动患者直至乳腺的外侧位于暗合托盘上。如果肩部稍微挡住了压迫板，可使球管向外侧旋转 5°，以保证压迫器越过胸骨头，不要向下牵拉肩部，从而使双肩位于同一水平上。

（5）乳沟位：乳沟位（双乳腺压迫位）是用于增加乳腺后内深部病变显示的体位。患者头转向兴趣侧的对侧，技师可以站在患者背后，弯曲双臂环绕患者，双手触及患者双侧乳腺，也可以站在患者被检乳腺内侧的前方。确保提升乳房下褶皱，将双乳放在暗合托盘上。向前牵拉双侧乳房的所有内侧组织，以便于乳沟成像。如果探测器位于乳沟开放位置的下面，必须使用手动曝光技术。如果能将被检侧乳房放置在探测器上方，且乳沟轻微偏离中心，则可以使用自动曝光技术。

（6）人工植入物乳腺成像：可采取常规的头尾位和内外斜位，需要手动设置曝光参数，压迫程度受植入物的可压迫性限制。除常规体位外，人工乳腺患者应该有修正的头尾位和修正的内外斜位。在修正体位中，植入物相对于胸壁向后向上移动，轻轻牵拉乳腺组织向前放置至影像探测器上，同时用压迫装置固定此位置。

对于头尾位来说，相对于植入物的上方和下方的组织与前方组织一起向前牵拉。对于内外斜位来说，上内核下外方组织与前部组织一起向前牵拉。此过程可以大大改善乳腺组织的可视性。

（三）乳腺导管造影与穿刺活检

1. 乳腺导管造影

乳腺导管造影是经乳头上的导管开口，注入对比剂以显示乳腺导管形态及邻近组织结构改变的检查方法。

（1）适应证：有乳头溢乳的患者，无乳头溢乳的某些乳腺癌患者。

（2）禁忌证：急性乳腺炎患者，乳腺脓肿、哺乳期、碘过敏者。

（3）操作步骤：患者取仰卧位或坐位，操作者取坐位。常规消毒乳头，仔细检查乳头，轻轻挤压患侧乳头使乳头有少量溢液流出，直至明确异常导管开口。如果挤出溢液过多则可能掩盖导管开口，使分辨异常导管开口更加困难。明确溢液的导管开口后，将 30 G 钝头直针顶端对准导管开口位置，缓慢竖直进针，进针时不要施加太大压力。如果进针过程中患者感到疼痛，应停止操作，调整位置。进针后停留几秒观察是否有对比剂回流到注射器中，而且注射对比剂时可见到溢液集中在针头周围，即说明进针的导管是病变导管。确定针头插入正确的导管后，注入 0.2 ~ 0.4 mL，对比剂（对比剂可用水溶性碘对比剂，如 50% 复方泛影葡胺或相应浓度的非离子型对比剂），同时压迫乳头以避免对比剂漏出。当对比剂反流时，擦净乳头并让患者自己压迫乳头。随后进行 CC 位和 90° 侧位加压放大摄影，并查看影像，如需要的话可将剩余对比剂注入后再摄片。

如果进针过程困难，可以采取以下措施：①在乳头部位热敷数分钟有助于乳头肌肉松弛。②酒精棉球擦拭乳头特别是导管开口的角质物质。③轻轻将乳头上提，使乳晕区导管变直。④进针时让助手轻轻牵拉乳头。⑤改变进针角度。⑥用拇指和食指缓慢地旋转进针。

（4）摄影技术：摄影位置采用 CC 位及 90° 侧位，曝光条件要稍高于乳平片摄影。可以采用放大摄影，使用小焦点放大 1.5 ~ 2 倍，有利于支导管病变的显示。

2. 乳腺 X 线立体定向引导穿刺活检

乳腺 X 线立体定位穿刺活检是 20 世纪 90 年代在计算机辅助下开展起来的一种新的针对乳腺微小病变的活检方法，包括弹射式空心针活检和 X 线立体定位真空辅助空心针活检。原理是 X 线在垂直于压迫平面时拍摄一张定位像，再分别于 ±15° 拍摄两幅图像，根据所造成的视差偏移，数字乳腺机工作站可自动计算病灶深度，即穿刺深度，并可把深度值直接转换成与具体操作相关的数据，准确地定位病灶。目前的立体定位系统均采用立体坐标。计算机系统在 X、Y 和 Z 轴平面上，计算出病灶的精确位置，定位精度在 0.1 ~ 0.2 mm，所获得的标本材料能做出正确的病理诊断。

操作步骤：①向被检者解释整个操作过程以及取样时穿刺枪发出的声音，以减轻被检者的恐惧感。

②采用专门的俯卧检查床和附加装置（也可以使用标准的乳腺 X 线摄影单元和附加的立体定位装置），穿刺路径采用病变与皮肤的最近距离，固定乳腺，并用带窗的加压板压迫，采集定位像，如果病变位于加压板有窗的部分内，则进行立体定向摄影（中线右侧和左侧 15° 分别摄影）。③确定参考点，并在立体定位片上选择坐标，计算机计算出立体定位片所选穿刺目标的横轴、纵轴和深度坐标。④采用 1% 利多卡因进行局部麻醉，采用 11 号手术刀在皮肤表面做一小切口以利于 11 G 或 14 G 穿刺针进入，所有操作均从一个皮肤切口进入。⑤穿刺针从皮肤切口进入预定深度，取样前摄片以确定穿刺针与病变的关系，确认位置正确后打开穿刺针保险，提示被检者将进行穿刺取样，据所采用的穿刺取样方法将穿刺针轻微撤出，然后取样。⑥穿刺枪取样后摄片确定穿刺针最终位置。⑦取出穿刺针，将穿刺标本浸入 10% 福尔马林缓冲液。如果穿刺目标为钙化，需行标本 X 线摄片以确定是否所有钙化都被取出，否则，应该再次穿刺。

（四）图像质量控制

乳腺摄影质量控制是乳腺摄影质量管理的主要内容，它涉及乳腺摄影检查中所有的技术环节，是获得稳定的高质量的乳腺 X 线图像的前提条件。根据美国放射学会（ACR）的质控要求，对乳腺质量控制内容做扼要的介绍。

1. 暗室清洁

在每个工作日开始进行图像冲洗之前要对暗室进行清洁，尤其是冲洗机的送片托盘要重点保洁，以防止灰尘在乳腺图像上形成粒状的白色伪影。ACR 的建议标准是：暗室清洁度的判断标准是乳腺图像上白色伪影的数目。

2. 增感屏清洁

每周至少 1 次对乳腺摄影专用增感屏进行清洁和维护，以减少灰尘和污物导致的伪影。ACR 的建议标准是：在常规灯光下观察乳腺图像上的白点伪影作为增感屏清洁频率的指标。

3. 洗片机的质控

在每个工作日进行任何图像冲洗之前，要了解洗片机的运行及药液性能的稳定性。控制内容与普通摄影洗片机的质控内容一致，如显影液的温度情况和冲洗时间；定影液的残留测试和 pH 测定；补充量的添加等。

4. 暗室灰雾

暗室灰雾检测目的是保证安全灯的正常工作，不使乳腺图像产生灰雾，图像灰雾会降低影像的对比度。检测的方法是拍摄一张模体影像，在全黑的暗室里取出探测器，乳剂面朝上放在工作台上，用遮光板挡住探测器一半，打开安全灯 2 min 后，冲洗图像。ACR 的建议标准是：有灰雾产生的密度应小于 0.05，即图像两部分的密度差。

5. 屏 – 片密着状态

屏 – 片密着状态测试用一块 15.75 线 /cm 的铜网，放在装有胶片的片夹合上进行摄影，铜网影像密度掌握在 0.7 ～ 0.8，每半年检测一次。ACR 的建议标准是：屏 – 片密着不良的暗区面积 >1 cm² 时，片夹合不能使用；屏 – 片密着不良的暗区面积 <1 cm² 时，片夹合可以使用。

6. 压迫

压迫技术是提高乳腺摄影质量的重要措施。恰当的压迫可以减少 X 线照射剂量，降低散射线，改善影像的对比度、锐利度及模糊度。压迫检测是测试在手动和电动模式下，压迫系统能提供足够的压力。ACR 的建议标准是：压迫系统所提供的压力应在 111 ～ 200 N（牛顿）。

7. 乳腺体模成像

使用乳腺模型对影像质量的稳定性进行监测。ACR 推荐用 RMI-156 型乳腺体模，每月一次或在怀疑影像质量发生变化时，对乳腺影像的密度、对比度和一致性进行评估。

此外，乳腺摄影质量控制还包括每月一次的设备运行检查、废片和重拍片分析、观片灯箱监测等内容。

六、口腔 X 线摄影

（一）普通口腔 X 线机

普通牙科 X 线机是拍摄牙及其周围组织 X 线影像的设备，主要用于拍摄根尖片、牙片咬片和咬翼片。牙片机的优点是体积小，输出功率小，功能简单，控制面板简单，机械的关节与多节关节臂相连，便于根据不同的摄影角度设定球管方向和位置。

1. 基本结构

常见牙片机有壁挂式和座式两种类型。

壁挂式牙片机固定于墙壁上或悬吊于顶棚上，如图 1-10。座式牙片机又分为可移动型和不可移动型两种：可移动型座式牙片机底座上安装有滑轮，可多方向滑动；不可移动型座式牙片机则固定于地面某一位置。

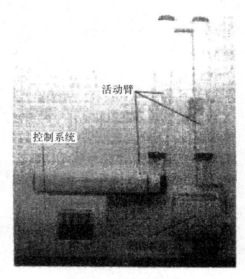

图 1-10　壁挂式牙片机

牙片机由机头、活动臂和控制系统三部分组成。机头由 X 线管、高压变压器等组成；活动臂由数个关节和底座组成；控制系统是对 X 线管曝光参数进行调整的电脑控制系统。

2. 使用方法和操作规程

（1）接通外电源，打开牙片机电源开关。

（2）根据拍摄部位选择曝光条件。

（3）对患者摆位，按要求放置好探测器，将 X 线管对准摄影部位后开始曝光。

（4）曝光完毕后将机头复位，冲洗探测器。

（5）每天下班前关闭牙片机电源及外电源。

3. 注意事项

（1）X 线管在连续使用时应间歇冷却，管头表面温度应低于 50℃，过热易损坏阳极靶面。

（2）使用时避免碰撞和震动。

（3）发现有异常应立即停止检查，防止损伤人员及机器。

4. 维护和保养

（1）保持机器清洁、干燥。

（2）定期检查接地装置，经常检查导线，防止导线绝缘层破损漏电。

（3）定期给活动关节加润滑油。

（4）定期校准管电压和管电流，调整各仪表的准确度。

（5）定期全面检修，及时消除隐患，保证机器正常工作。

（二）口腔数字 X 线摄影

1989 年法国人 Dr Francis Monyen 首次将直接数字化成像系统引用于牙科学，由此第一个口内 X 线摄影术 radio visio graphy（RVG）被发明，同年 FDA 核准将其应用于口内成像。而后又出现了 FlashDent、Sens Aray 及 Vi-sualix，四者均以带电荷耦合器（CCD）为基础而统称为 CCD 系统。CR 最初只用于颌面影像。为了显示口内的细小解剖结构，一种采用较其他领域更高分辨的 Digora 计算机化放射照相系统于 1994 年被开发出来。目前国内使用最广泛的机型是法国 Trophy 公司的 RVG 系统及芬兰 Orion 公司的 Digora 系统。

1. 数字化口腔 X 线设备的组成及其工作原理

数字化口腔 X 线机可分为直接和间接数字成像系统，前者以 CCD 系统为代表，后者以 CR 系统为代表。

（1）CCD 系统：它是利用 CCD 传感器接受 X 线信号，传感器面积如牙片大小，厚度为 5 mm 左右，中间或边缘有一连接线，如图 1-11 所示。传感器边缘圆钝、光滑，避免损伤口腔黏膜。传感器上有一个接收 X 线的敏感区，敏感区内有一稀土屏闪烁体将 X 线信号转变成光信号。位于连接线内的光导纤维有 4 万余支紧贴闪烁体，将可见光信号传输给纤维另一端的 CCD 摄像头，CCD 将光信号转换成电信号，电信号输入计算机影像处理器。影像处理器再将 CCD 传来的信号经过 12bit 模 / 数转换成数字影像，影像可以在计算机上完成后处理、存储、管理和输出等。

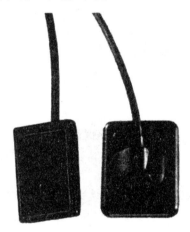

图 1-11　CCD 传感器

（2）CR 系统：它以成像板（IP）作为载体，如图 1-12。IP 发射荧光的量依赖于一次激发的 X 线，IP 具有良好的线性，动态范围比传统的屏 - 片系统宽很多。芬兰产的 Digora 系统是目前国内最广泛使用的间接口腔 X 线摄影系统，该系统由影像板和与电脑连接的读出装置组成。影像板与一般牙片大小相同，容易放入口内。摄影时，透过人体的 X 线以潜影形式存储于影像板中，通过激光扫描可将影像板的潜影激发而释放出来，用光探测器记录影像板释放出来的荧光，实现光电转换，再经模 / 数转换后成为数字影像。Digora 系统极大改善了 RVG 的不足。

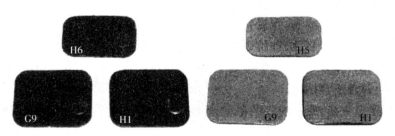

图 1-12　IP

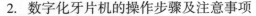

2. 数字化牙片机的操作步骤及注意事项

（1）操作步骤

①接通外电源，打开数字影像系统和数字牙片机开关。

②对患者摆位，将 CCD 传感器或者 IP 放入配置的塑料袋内，然后放入患者口腔内所需拍摄部位，在 X 线机控制板上选择适当曝光参数，并调整摄影角度。

③按下曝光控制阀，CCD 系统将直接在监视器上显示影像，CR 系统则需将 IP 取出放入激光扫描器扫描后显示。

④在计算机上录入患者姓名、性别、影像号等资料。

⑤根据需要调整影像亮度、对比度等后打印。

⑥下班前关闭机器及外电源。

（2）注意事项

①设备运行环境要适宜，严格控制温度和湿度。

②保持机器清洁、干燥，严格防尘。

③注意通风散热，定期检查主机内散热风扇是否正常运转。

④严格按照开关机顺序操作，使用设备时要轻柔，避免传感器损坏或连线断裂。

⑤定期对成像板进行校准。

⑥选择正确的摄影条件，尽量减少噪声。

⑦防止交叉感染，保证塑料袋一次性使用。

⑧影像资料及时存储，以防资料遗失。

⑨RVG 探头及 IP 妥善保存以防损坏。

⑩出现故障时及时停机检修。

（3）RVG 探头的保护和消毒：为了最大程度确保患者的卫生和安全，每次使用 RVG 探头时，都必须对探头进行保护。具体办法就是在探头上使用一个可抛弃的卫生护套，并且对每一个患者都必须使用新的护套。

RVG 探头的消毒程序：脱去探头上的护套，确认探头上是否沾有血液、唾液、分泌物或组织残余。如果有，则把探头和连接线的一部分以及定位器浸入消毒液内保持一定时间。根据设备制造商的提示选择消毒液。常用的消毒液有苯氧基丙醛、N-coco、N-pro-pyl、丁二酸二醛等。

（三）局部摄影

牙齿 X 线摄影是将专门制作的牙片放入口腔中，X 线从面部射入口中，经牙齿、牙龈及齿槽骨等组织到达牙片进行摄影的方法。牙片按摄影部位分为根尖片、咬颌片和咬翼片三种。

1. 根尖片

（1）适应证：主要用于龋病、牙髓钙化、牙内吸收、根尖周围病、牙发育异常、牙周炎、牙外伤、牙根断裂、较深大的修复体、种植体及某些系统病变累及牙周骨病变等的检查。

（2）禁忌证：无特殊禁忌证，但中度开口困难者、严重颅脑损伤及因严重系统病变或其他病情严重无法配合者不宜拍摄。

（3）操作程序及方法：最常应用的根尖片摄影方法为根尖片分角线技术，其具体操作方法如下：

①患者位置：患者坐在专用口腔摄影椅上，椅座呈水平位，背托呈垂直位，调节椅子高度，使患者口角与操作者腋部相平。患者呈直立坐姿，头部靠在头托上，矢状面与地面垂直。摄影上颌后牙时，听鼻线与地面平行。摄影上颌前牙时，头稍低，使前牙的唇侧面与地面平行。摄影下颌前牙时，头稍后仰，使前牙的唇侧与地面垂直。

②胶片分配：成年人进行全口牙齿检查时，需用 14 张 3 cm×4 cm 胶片，其分配法如图 1-13。儿童进行全口牙齿检查时，一般用 10 张 2 cm×3 cm 胶片，其分配法如图 1-14。

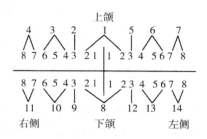

图 1-13 成年人进行全口牙齿探测器分配

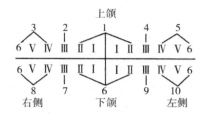

图 1-14 儿童进行全口牙齿探测器分配

③胶片放置及固定：胶片放入口内应使胶片感光面紧靠被检牙的舌侧面。摄影前牙时，胶片竖放，边缘要高出切缘 7 mm 左右，摄影 12 时，应以 1 的切缘为标准；摄影后牙时，胶片横放，边缘要高出殆面 10 mm 左右。留有边缘的目的是使图像形成明显的对比度及避免牙冠影像超出胶片。胶片放好后，嘱被检者用手指固定或用持片夹固定。

④X 线中心线

a. X 线中心线角度：使 X 线中心线与被检牙的长轴和胶片之间的分角线垂直。为了精确显示每个牙根的长度，应对每个牙根的情况采用不同的 X 线中心线摄影角度。（表 1-2）为目前临床工作中最常应用的 X 线中心线摄影角度，可显实比较正确的牙影像。

表 1-2 摄影上、下颌牙齿时 X 线倾斜平均角度（垂直角度）

部位	X 线倾斜方向	X 线倾斜角度
上颌切牙位	向足侧倾斜	42°
上颌单尖牙位	向足侧倾斜	45°
上颌前磨牙及第一磨牙位	向足侧倾斜	30°
上颌第二、三磨牙位	向足侧倾斜	28°
下颌切牙位	向头侧倾斜	－15°
下颌单尖牙位	向头侧倾斜	－18°～20°
下颌前磨牙及第一磨牙位	向头侧倾斜	－10°
下颌第二.三磨牙位	向头侧倾斜	－5°

X 线中心线与被检牙长轴和胶片之间夹角的分角线的角度称为垂直角度，应尽量成直角摄影。X 线中心线向牙近、远中方向所倾斜的角度称为 X 线水平角度。由于个体之间牙弓形态可以有较大区别，X 线水平角必须随患者牙弓形态进行调整。其目的是使 X 线与被检查牙的邻面平行，以避免牙影像重叠。

b. X 线中心线位置：摄影根尖片时，X 线中心线需要通过被检查牙根的中部。摄影上颌牙时，听鼻线为假象线，X 线中心线通过部位分别为摄影上中切牙通过鼻尖；摄影上单侧中切牙及侧牙通过鼻尖与摄影侧鼻翼连线中点；摄影上单尖牙时，通过摄影侧鼻翼；摄影上前磨牙及第一磨牙时，通过摄影侧自瞳孔向下的垂直线与听鼻线的交点；摄影第二磨牙和第三磨牙时，通过摄影侧自外眦向下的垂线与听鼻线的交点及颧骨下缘。在摄影下颌骨时，X 线中心线均沿下颌骨下缘上 1 cm 的假象连线上，然后对准被检查牙的部位射入。

⑤注意事项：如果牙列不整齐、颌骨畸形或口内有较大肿物妨碍将胶片放在正常位置上时，可根据

牙的长轴和胶片所处的位置改变 X 线中心线倾斜角度。如遇腭部较高或口底较深的患者，胶片在口内的位置较为垂直，X 线中心线倾斜角度应相应减少；面全口无牙、腭部低平、口底浅的患者，则胶片在口内放置的位置较平，X 线中心线倾斜角度应增加。儿童因牙弓发育尚未完全，X 线中心线倾斜角度应增加 5°～10°。

2. 咬翼片

（1）适应证：主要用于检查邻面龋、髓石、牙髓腔的大小、邻面龋与髓室是否穿通及穿通程度、充填物边缘密合情况、牙槽嵴顶部病变及儿童滞留乳牙根的位置、恒牙胚的部位和乳牙根吸收类型等。

（2）禁忌证：同根尖片。

（3）操作程序及方法

①切牙位

a. 患者体位：坐于牙科椅上，听鼻线与地面平行，头矢状面与地面垂直。

b. 胶片：由 3 cm×4 cm 根尖片改制而成。拍摄时请患者张口，将胶片长轴与切牙长轴平行，放于上下颌切牙舌侧，胶片长轴位于两中切牙之间，短轴在上颌切牙下缘，请患者用上下切牙缘咬住翼片。

c. X 线中心线：以 8° 角对准两中切牙之间，通过上颌切牙缘上方 0.5 cm 处射入，并使 X 线水平方向与被检查牙邻面平行。

②磨牙位

a. 患者体位：坐于牙科椅上，听口线与地面平行，头矢状面与地面垂直。

b. 胶片：由 3 cm×4 cm 根尖片改制而成。拍摄时请患者张口，将胶片短轴与磨牙长轴平行，放于上下颌磨牙舌侧，将翼片放于被检查牙𬌗面上，请患者用正中𬌗位咬住翼片。

c. X 线中心线：以 8° 角对准胶片中心，通过上颌磨牙面上方 0.5 cm 处射入，并使 X 线水平角度与被检查牙邻面平行。

3. 咬颌片

（1）适应证：主要用于上、下颌骨骨质病损、骨折等的检查。

（2）禁忌证：同根尖片。

（3）操作程序及方法

①上颌咬合片摄影方法

a. 患者体位：坐于牙科椅上，听鼻线与地面平行，头矢状面与地面垂直。

b. 胶片：使用 6 cm×8 cm 胶片。胶片长轴与头矢状面平行，放置于上、下颌牙之间，嘱患者于正中位咬住胶片。

c. X 线中心线：向足侧倾斜 65° 对准头矢状面，由鼻骨和鼻软骨交界处射入胶片中心。

②下颌咬合片摄影方法：下颌咬合片摄影有口底咬合片摄影和颏部咬合片摄影，两者体位相同。

a. 患者体位：坐于牙科椅上，头部后仰，头矢状面与地面垂直，使胶片与地面呈 55° 角。

b. 胶片：使用 6 cm×8 cm 胶片，将胶片置于上、下颌牙之间且尽量向后放置，胶片长轴与头矢状面平行，并使胶片长轴中线位于两下中切牙之间，嘱患者于正中𬌗位咬住胶片。

c. X 线中心线：中心线以 0° 对准头矢状面，由颏部射入胶片中心。

（四）全景曲面体层摄影

口腔全景体层摄影又叫口腔曲面体层摄影，一次曝光就可在一张探测器上获得全口牙齿的体层影像。

1. 全景曲面体层摄影的数字化

目前，全景曲面体层摄影的数字化方式主要有直接数字化成像方式和间接数字化成像方式，前者以平板探测器为媒介，把 X 线直接转换成数字信号，后者以计算机 X 线摄影（CR）方式为代表。平板探测器采用 CCD，故又称 CCD 系统。

2. 成像原理

如图 1–15 两个大小相同的圆盘，以 O_1、O_2 为中心，沿箭头方向以相同的角速度 ω 旋转，自右方 X 线球管发出一束细的 X 线通过 O_1、O_2。在旋转圆盘的 O_1，到 γ 的 $α_1$ 点处放置被照体，在 O_2 到 γ 的

$α_2$点处放置探测器，则 $α_1$ 点和 $α_2$ 点的速度 V 相等。

即：V = 角速度 × 到中心点的速度 = $ω·γ$

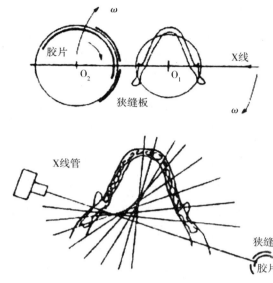

图 1-15　口腔曲面体层摄影原理

因为角速度相等，所以被检牙列部分与探测器的相对速度等于零。这样在 $α_1$ 点的牙列部分能够清晰地显示在 $α_2$ 点的探测器上，$α_1$ 点以外的被检者的身体组织部分与探测器的速度不同，影像模糊。见（图1-16）。

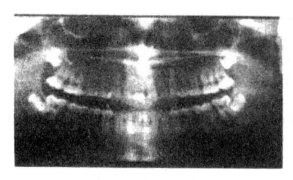

图 1-16　口腔全景影像

3. 成像方式

口腔曲面体层摄影有单轨旋转体层、双轴体层和三轴体层三种方式。目前多用三轴转换体层摄影，患者静止不动，探测器与X线机头做相对运动。

4. 摄影方法

（1）适应证：主要用于上、下颌骨外伤、畸形、肿瘤、炎症及血管性病变、牙及牙周组织疾病（阻生牙、牙周炎等）、错颌畸形、颞下颌关节紊乱以及观察牙发育及萌出状况。

（2）禁忌证：呼吸、循环障碍及严重颅脑损伤或存在其他危及生命体征的患者。

（3）操作程序及方法：曲面体层摄影可分为上颌、下颌及全口牙位三种，以全口牙位最为常用。

①全口牙位曲面体层：摄影时患者取立位或坐位，颈椎呈垂直状态或稍向前倾斜，下颌颏部置于颏托正中，用前牙切缘咬在𬌗板槽内，头矢状面与地面垂直，听眶线与听鼻线的分角线与地面平行，用额托和头夹将头固定。层面选择在颏托标尺零位。

②下颌骨位曲面体层：摄影时患者下颌颏部置于颏托正中，上、下切牙缘咬在𬌗板槽内，头矢状面与地面垂直，听鼻线与地面平行。层面选择在颏托标尺向前 10 mm 处。

③上颌骨位曲面体层：嘱患者颏部置于颏托上，头矢状面与地面垂直，听眶线与地面平行。层面选

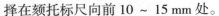

择在颏托标尺向前 10 ～ 15 mm 处。

（4）曝光条件：70 ～ 90 kV，15 mAs。数字全景曲面体层机选择程序后，根据患者个体差异适当增减默认曝光条件。

七、普通 X 线摄影的质量控制

影像质量是成像链的各个质量环节的综合体现，其中任何一个环节出问题都会影响最终的图像质量。

（一）质量控制的内涵

普通 X 线图像影像质量是密度、对比度、模糊度、噪声、伪影等多种因素的综合体现，它取决于设备性能、摄影参数以及被检者配合等因素。在医学影像技术管理工作中，质量应包括三个层次的内容，即影像质量、工程质量和工作质量。

1. 影像质量

不同的设备成像方法各异，最终形成的影像要通过显示器或图像反映出来。对此，评价的内容和标准也不尽相同。如普通 X 线图像的密度、对比度、清晰度、图像斑点等；CT 影像的密度分辨率、空间分辨率、噪声与伪影、容积效应与周围间隙现象等；MR 影像的信噪比、空间分辨率、均匀度及畸变率、对比度与噪声比等；CR、DR 影像的分辨率、线性度、灵敏度、动态范围等；DSA 影像质量取决于减影方式、电视链特性、蒙片选择、采集帧率、造影参数等；PACS 虽然不直接产生影像，但它影响影像储存与传输的质量，取决于图像格式标准、存储设备容量、网络集成特性、系统的兼容性等。

总之，影像质量的确定和评价是建立在信息理论及多种学科基础上的复杂的系统工程。

2. 工程质量

"工程"是指为保证获得高质量影像而必须具备的全部条件和手段，工程质量则是指它们实际达到的水平，影响因素包括影像技术人素质、影像设备性能、材料的选择、评价方法、检测手段和环境等，其中人的因素最重要。

3. 工作质量

工作质量就是指影像技术人员的技术工作、组织管理工作和思想工作对获得高质量影像的保证程度。影像质量管理应该运用组织行为学等科学管理手段，建立科学的影像技术人员综合素质评价体系。围绕影像质量这个中心，全面推进质量管理工作。

（二）质量控制的方法

质量保证（QA）和质量控制（QC）是医学影像质量管理（QM）的两个重要组成部分，它们既有一定的分工，又有密切的联系。QA 是一个整体性概念，包含制定的所有管理实践，即通过有计划的系统活动，力求在尽可能减少 X 线辐射剂量和医疗费用的同时，不断改进医学影像技术，以获得最佳影像质量来满足临床诊断的需要。QC 是质量保证的一个完整部分，是一系列独立的技术步骤，以确保影像质量的满意。即通过特定的方法和手段，对影像诊断设备及其附属设备的各项性能指标进行检测和维修，以及对影像制作过程进行监测和加以校正，从而保证获得高质量的影像。

1. 建立质量保证体系

（1）成立组织机构：为了有效地开展质量管理工作，应成立相应规模的质量管理组织。质量管理组织人员应包括：科室行政管理者、影像诊断医师、主管质量工作的技术人员、工程师和医学影像物理师等。QA 程序的首要部门是质量保证委员会（QAC），此组织负责 QA 程序的整体规划，制定目标和方向，决定政策，以及评估 QA 活动的效用等。

（2）建立质量信息系统：质量信息是质量保证体系的基础，据此做出决策、组织实施，并通过质量控制，达到提高影像质量的目的。信息反馈来源包括：日常评片的分析结果、影像设备的运行质量检测、有关影像质量管理和放射防护的文献、文件、法规等。

（3）制定质量保证计划：为执行 QA 所制定的一个详细计划，称 QA 计划（QAP），主要包括质量目标、功效研究、继续教育、质量控制、预防性维护、设备校准和改进措施等。

通过制定质量保证计划并组织实施，应达到以下目的：①改善影像诊断信息，确保影像质量符合临

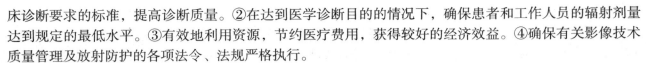

床诊断要求的标准，提高诊断质量。②在达到医学诊断目的的情况下，确保患者和工作人员的辐射剂量达到规定的最低水平。③有效地利用资源，节约医疗费用，获得较好的经济效益。④确保有关影像技术质量管理及放射防护的各项法令、法规严格执行。

（4）实行管理工作的标准化、程序化：包括：①科室全体人员参与，根据岗位责任制的内容，明确各级各类人员的责任分工及职责和权限。②对各类诊断设备及其附件必须实行质量控制，包括质量参数的选定及参数的评价标准、测试方法和频率、允许误差限、使用测试工具和记录表格等。③购买新设备的程序及验收要求。④对设备使用期间的检测和维修计划。⑤技术资料档案的保存和各种数据的收集与汇总分析。⑥规定各类专业人员的培训与考核。⑦对检测结果的评价及采取的行动。⑧制定相关影像质量标准与被检者的辐射剂量限值。⑨对质量保证计划实施情况的检查和效果的最终评价。

2. 实施质量控制技术

质量控制的主要内容包括：设备的检测、影像质量标准的监测、质量控制效果的评价几部分。

（1）设备检测的内容：主要包括以下三种检测：

①验收检测：设备安装调试或大修后，应根据要求对设备的各项性能指标按设备的检收规范进行检测验收。

②状态检测：设备在使用过程中应论其基本性能进行确定，同时要进行状态检测，即对其现状定期进行各种性能指标的检测。

③稳定性检测：设备在影响放时诊断以前性能改变的判断，即在使用期对其稳定性进行检测（一致性检测）。

每一种检测都有一定的具体要求和适用范围及听需的测试工具。检测后，必须对设备性能的劣化原因进行分析并加以校正。

（2）影像质量标准的监测：制定医学影像质量标准的目的，是以最优的成像技术条件为保证达到合理的最低辐射剂量水平，为临床提供满足诊断要求的高质量影像。

X线影像质量标准包括两部分内容：人体各部位影像质量标准和标准图像必须遵循的一般准则。

①人体各部位影像质量标准：包括影像显示标准、重要的影像细节显示标准、体位显示标准、患者剂量标准、图像影像特定点的密度值、成像技术标准等。

②标准图像必须遵循的一般准则：a. 影像显示必须能够满足临床的诊断学要求。b. 图像影像中的注释完整、齐全、无误。包括检查日期、影像序号、定位标志及单位名称等。c. 无任何技术操作缺陷，包括无划伤、污染、粘片、脱膜、指痕、漏光、静电及伪影等。d. 用片尺寸合理，分格规范，照射野大小控制适当。e. 影像整体布局美观，无失真变形。f. 对检查部位之外的辐射敏感组织和器官应尽可能加以屏蔽。g. 图像影像的诊断密度值范围应控制在 0.25 ~ 2.0。

对于人体各摄影部位的影像应按照相应的标准进行检验，并和标准图像遵循的准则逐一核对，加以分析和总结。

（3）质量控制效果的评价：通过检测发现设备性能超过了所规定的误差限，必须及时维修，重新检测，并对检测结果加以评价，使设备保持良好的稳定状态。

通过对人体各摄影部位影像质量标准的检验并加以评价，进行分析和总结，找出工作中的失误并加以改进，不断提高影像质量。

3. 运用 PDCA 循环方法，实施全面质量管理

全面质量管理方法是由密切相关的四个阶段组成的，即计划、实施、检查、总结，简称 PDCA 循环方法，并把它应用于影像质量管理活动中，效果显著。

（1）计划（plan）阶段：包括工作目标、人员组织分工、设备材料购置方案、技术路线与方法、质量控制标准和目标管理项目等。计划的制定要保证可行性、科学性、稳定性、可定量性和严肃性。

（2）实施（do）阶段：按计划内容进行具体工作，形成惯性运行。必须做到：各级各类人员在整个计划中的任务、职责要明确具体，规章制度合理可行，人员任务配置合理，工作作风良好。

（3）检查（check）阶段：利用客观的物理评价和统计学手段，将实施结果与计划相比较，了解进

展情况，及时发现问题。

（4）总结（action）阶段：根据上一阶段提供的数据、图表及反映出的问题进行分析，找出问题的主次并加以纠正。对于暂时不能解决的问题，拟定改进措施向下一级 PDCA 转移，反馈到新的计划中去。按照 PDCA 循环方法，上一级 PDCA 是下一级的依据，而下一级 PDCA 又是上一级的具体化和落实。每循环一次，就向新的水平迈进一步，循序渐进，从而达到全面质量管理的目的。

第二节 头部 X 线摄影

一、头颅后前位（PA Skull）（图 1-17）

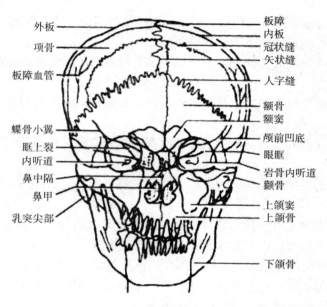

图 1-17 颅骨正位像结构示意图

1. 体位

（1）患者俯卧于摄影台上，两臂放于头部两旁，使头颅正中矢状面垂直台面并与台面中线重合。

（2）下颌内收，听眦线与台面垂直，两侧外耳孔与台面等距。

（3）探测器上缘超出头顶 3 cm，下缘包括部分下颌骨。

（4）探测器置于滤线器托盘内，摄影距离为 100 cm。

2. 中心线

垂直对准枕外隆凸，经眉间垂直射入探测器。

3. 标准影像显示

（1）显示头颅正位影像，照片包括全部颅骨及下颌骨升支。

（2）矢状缝及鼻中隔影像居中，眼眶、上颌窦、筛窦等左右对称显示。

（3）顶骨及两侧颞骨的影像对称，距照片边缘等距离。

（4）颞骨岩骨上缘位于眼眶内正中，或内听道显示于眶正中。内听道显示清楚，两侧无名线距颅板等距离。

（5）颜骨骨板及骨质结构显示清晰。

二、头颅侧位（图1-18）

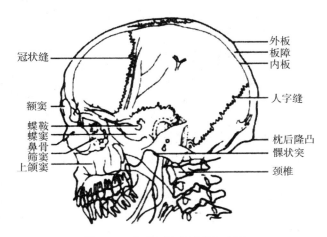

图1-18　颅骨侧位像结构示意图

1. 体位

（1）患者俯卧于摄影台上，头部侧转，被检侧贴近台面。

（2）头颅矢状面与台面平行，瞳间线与台面垂直，下颌稍内收，听眶线与台边垂直。

（3）探测器上缘超出头顶，下缘包括部分下颌骨。

（4）探测器置于滤线器托盘内，摄影距离为100 cm。

2. 中心线

对准外耳孔前、上各2.5 cm处，垂直射入探测器。

3. 标准影像显示

（1）显示头颅侧位整体观影像，照片包括全部颅骨及下颌骨升支。

（2）照片的上缘包括顶骨，前缘包括额骨、鼻骨，后缘包括枕外隆凸。

（3）蝶鞍位于照片正中略偏前，蝶鞍各缘呈单线的半月状阴影，无双边影。

（4）前颅窝底线重叠为单线，两侧乳突外耳孔、下颌骨小头基本重叠。

（5）听眶线与照片长轴平行。

（6）颅骨内、外板和板障及颅缝影显示清晰。

三、头颅前后半轴位（图1-19）

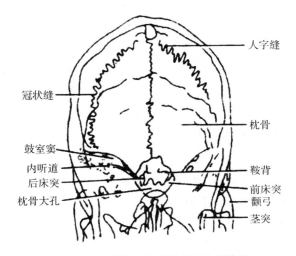

图1-19　颅骨前后半轴位像结构示意图

1. 体位

（1）患者仰卧于摄影台上，头部正中矢状面垂直于台面并与台面中线重合。

（2）下颌内收，使听眦线垂直台面，两侧外耳孔与台面等距。

（3）探测器上缘与头顶平齐，下缘低于下颌骨。

（4）探测器置于滤线器托盘内，摄影距离为 100 cm。

2. 中心线

向足侧倾斜 30° 角，对准眉间上方约 10 cm 处射入，从枕外隆凸下方射出。

3. 标准影像显示

（1）照片位包括全部枕骨、岩骨、眶骨及下颌骨升支。

（2）矢状缝与鼻中隔连线位于照片正中，诸骨以此左右对称显示。

（3）两侧内听道位于岩骨正中清晰显示。

（4）鞍背于枕骨大孔内 1/2 处清晰显示。

四、副鼻窦华氏位（图 1-20）

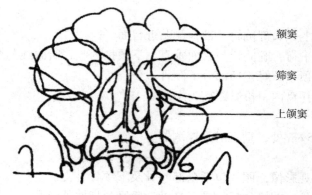

图 1-20　副鼻窦华氏位像结构示意图

1. 体位

（1）患者俯卧，颏部紧贴台面，头部正中矢状面垂直于台面并与台面中线重合。

（2）头稍后仰，使听眦线与台面成 37° 角。

（3）两侧外耳孔与台面等距，鼻尖对准探测器中心。

（4）探测器置于滤线器托盘内，摄影距离为 100 cm。

2. 中心线

对准鼻尖与上唇间连线中点，垂直射入探测器。

3. 标准影像显示

（1）两侧上颌窦对称显示于眼眶之下，呈倒置的三角形。

（2）颞骨岩部的投影位于上颌窦影的下方。

（3）后组筛窦及额窦显示良好。

五、副鼻窦柯氏位（Caldwell's）（图 1-21）

1. 体位

（1）患者俯卧，两上肢放于头部两侧，鼻额紧贴台面。

（2）头部正中矢状面垂直台面并与台面中线重合。

（3）听眦线垂直台面，鼻根处置于探测器中心。

（4）探测器置于滤线器托盘内，摄影距离为 100 cm。

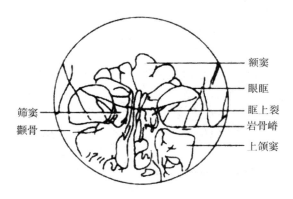

额窦
眼眶
眶上裂
岩骨嵴
上颌窦
筛窦
颧骨

图1-21　副鼻窦柯氏位像结构示意图

2. 中心线

向足侧倾斜23°角，经鼻根部射入探测器中心。

3. 标准影像显示

（1）额窦投影于眼眶的内上方。

（2）眼眶投影于照片的中部，两侧对称，其内可见眶上裂。

（3）前组筛窦显示于两眼眶影之间。

六、面骨后前45°位

1. 体位

（1）患者俯卧于摄影台上，双上肢上举肘部弯曲置于头部两旁。

（2）头部正中矢状面垂直台面并与台面中线重合。

（3）头稍仰起，听眦线与台面成45°角，鼻尖对准探测器下1/3横线上。

（4）探测器置于滤线器托盘内，摄影距离为100 cm。

2. 中心线

通过鼻根部垂直射入探测器。

七、下颌骨后前位

1. 体位

（1）患者俯卧，头部正中矢状面垂直台面并与台面中线重合。

（2）鼻尖及额部紧贴台面，听眦线垂直台面，上唇与下颌联合下缘连线中点对探测器中心。

（3）探测器上缘平外耳孔上1 cm，下缘包括颏部。

（4）探测器置于滤线器托盘内，摄影距离为100 cm。

2. 中心线

对准两下颌角连线中点，垂直射入探测器。

八、下颌骨侧位（图1-22）

1. 体位

（1）患者仰卧于摄影台上，头面部转向被检侧，探测器置于颏高头顶低（倾斜15°角）的木质角度板上。

（2）头部后仰下颌前伸，使下颌骨体部下缘与探测器横轴平行。

（3）头部正中矢状面与探测器平行，探测器前缘包括颏部，后缘包括外耳孔。

（4）摄影距离为65～100 cm。

2. 中心线

向头侧倾斜 15°角，通过两下颌角连线中点射入探测器。

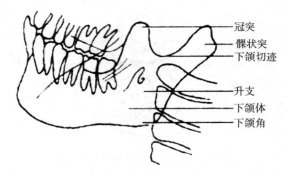

图 1-22　下颌骨侧位像结构示意图

九、颞颌关节侧位

1. 体位

（1）患者俯卧，头部成标准头颅侧位，被检侧紧贴台面。

（2）患侧外耳孔前下各 2 cm 处位于探测器中心。

（3）探测器置于滤线器托盘内，摄影距离为 100 cm。

（4）左右两侧各照一张开口（尽量张大）及闭口像。

2. 中心线

向足侧倾斜 25°角，对准对侧颞颌关节上方约 5 cm 处射入探测器中心。

十、鼻骨侧位（图 1-23）

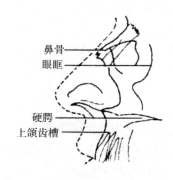

图 1-23　鼻骨侧位像结构示意图

1. 体位

（1）患者俯卧，头颅成标准侧位，鼻根部下方 2 cm 处位于探测器中心。

（2）探测器置于颧骨外侧（亦可用纸包片，曝光条件选用低毫安，长时间，高千伏）。

（3）摄影距离为 90 ~ 100 cm。

2. 中心线

对准鼻根下方 2 cm 处垂直射入探测器。

十一、眼眶后前位

1. 体位

（1）患者俯卧，头部正中矢状面垂直台面，并与台面中线重合，鼻根部位于探测器中心。

（2）前额和鼻尖紧贴台面，使听眦线垂直台面。

（3）探测器置于滤线器托盘内，摄影距离为 100 cm。

2．中心线

向足侧倾斜 20° 角，通过鼻根部射入探测器。

3．标准影像显示

（1）鸡冠与鼻中隔连线位于照片正中，两眼眶以此左右对称显示。

（2）岩骨上缘投影于上颌窦内上 1/3 处。

（3）诸眶骨边界锐利，颅前窝底线清晰可见。

第二章　CT 检查技术

第一节　CT 检查技术的基本要求

一、检查前准备工作的基本要求

1. 对患者进行电离辐射危害、检查注意事项等有关内容的宣传教育和告知，必要时签署"检查同意书"。

2. 增强检查前，排查使用碘对比剂的禁忌证，签署"碘对比剂使用患者知情同意书"。原则上要求增强检查前禁食 3 ~ 4 h，不禁水。

3. 对年幼、意识不清、精神异常等不能配合检查的患者，须先行镇静或催眠处置后才能检查，必要时可申请静脉全身麻醉。处置措施由具有相应资质的医务人员执行。

4. 仔细评估患者坠床风险。对于高危人群，检查前应使用绑带将其安全束缚于检查床上，必要时检查室内留 1 ~ 2 名陪检人员。

5. 将患者舒适地安置于检查床上，并尽可能将检查部位摆放于机架旋转中心，以求最佳图像质量和最优辐射安全。

6. 去除扫描区域内可能产生伪影的高密度物体。

7. 体表可扪及的肿块，须敷贴高对比标记物作为定位参考。

8. 根据检查部位的解剖生理特点，进行胃肠道准备和呼吸训练。

9. 腹部检查前 1 周不能行消化道钡剂检查或服用高密度药物。

10. 使用铅围裙等防护用品遮盖包裹非检查区域的辐射敏感器官。

二、扫描的基本要求

1. 严格执行查对制度，仔细核对患者身份信息，并确保患者体位标记正确。

2. 认真阅读申请单内容，确定检查部位，明确检查目的，必要时与临床申请医师进行沟通。

3. 复习患者以往影像资料，了解患者的解剖生理特点，评估患者的疾病状况，依照检查目的针对性地制订扫描计划。

4. 选择合适长度和方位的定位扫描，检查目的区应被完整包括在定位图像中。为使横断图像位于重建视野中心，可采取正侧位双定位扫描。

5. 调用合适的扫描程序，确定恰当的扫描范围，合理调整管电压、毫安量、旋转时间、准直宽度以及重建层厚和层距等关键参数。

6. 螺旋扫描方式，一般无须倾斜机架。如确有必要，倾角也不宜过大。

7. 尽可能运用各种降低辐射剂量的软硬件技术和检查方案，并尽量避免不必要的重复检查。

8. 提倡接受适度噪声，在满足诊断要求的前提下，尽可能使用较低的曝光条件。

9. 小儿检查，建议采用专门的儿童低剂量序列。以观察骨质情况为目的和血管成像检查时，建议降低曝光条件进行扫描。

10. 根据平扫图像提示的影像信息，适时调整增强扫描计划，选用恰当的注射方案和增强扫描延时时间，并做好记录。

11. 多部位联合扫描时，建议采取较大螺距的螺旋扫描，根据不同部位的组织衰减特点，回顾性地改变重建视野、重建算法等参数分别重建各部位图像。

12. 使用碘对比剂的患者，检查后留观 30 min，确认无过敏反应发生后方可离开。若情况允许，嘱患者 24 h 内多饮水，以降低对比剂的肾毒性。

三、后处理的基本要求

1. 单层或多层螺旋 CT 扫描时，以尽可能窄的层厚、小于或等于 1/2 层厚的层距重建图像，作为三维后处理的源图像。

2. 联合运用多种后处理技术，如多平面重组（MPR）、曲面重组（CPR）、最大或最小密度投影（MIP）、容积再现（VR）及仿真内镜（VE）等。并根据病变特点选择最恰当的后处理方法。

3. 非血管 CT 检查的后处理，建议以 MPR 为主，辅以其他三维显示技术。VR 和最大密度投影常用于显示高密度的骨性结构、最小密度投影用于显示低密度的呼吸道和胆道等。

4. 在病灶部位或重点观察结构处行冠状和矢状面的多平面重组处理，必要时行曲面重组。重组层厚、间距及窗技术等参数可参照普通断面扫描的要求。

5. CT 血管成像的后处理，可利用 VR 立体显示血管腔形态，沿血管中心自动生成的曲面重组可观察血管壁的情况，MIP 可以显示更多细小血管。

6. 合理采用层块的 VR 和 MIP 重组方式，层块厚薄应适宜，过厚导致重叠的组织掩盖血管，而层块过薄无法完整显示弯曲血管的整体。

7. 恰当选取去骨成像方法，既要有完全去骨的图像清晰显示血管，又要有保留骨性结构的图像以利病变的定位。

8. VE 常用于观察呼吸道、充气的肠道或强化后的血管腔内情况。

四、照相的基本要求

1. 以合理的层厚和层距选取图像，按照解剖方向和阅片习惯进行顺序拍片。图像间距一般以 5 ~ 10 mm 为宜。必要时回顾性重建更薄层厚、更窄层距和更小的图像重建视野的图像，以观察重点部位解剖或病灶细节。

2. 常规窗宽窗位照相，必要时多种窗技术显示同一病变或结构，增加影像信息。

3. 病灶大小的测量，在横断面图像上取病灶最大层面测量相互垂直的前后径和左右径，在冠状或矢状面图像上测量病灶纵轴上的长径。

4. CT 值的测量，应调节窗宽窗位充分显示病灶内不同密度性质成分，以面积适中的兴趣区在薄层厚、无伪影的图像上多点测量，力求兴趣区内组织密度均匀及 CT 值标准差小。平扫和增强图像的 CT 值测量要求在相同层面，且兴趣区面积和位置一致。

5. 应将测量后的 CT 图像复制 1 幅，并消除其中 1 幅图像的测量标记。

6. 为节约胶片，可以对不必要的图像进行适当删减，但不得删除显示病灶的图像和应重点观察区域的图像。

7. 每张胶片包括的图像幅数不宜过多，常规断面扫描一般不超过 60 幅图像，三维图像不超过 30 幅。

8. 胶片中图像大小合适，位置居中，排版兼顾阅片习惯和审美要求。

9. VR 彩图尽量使用彩色打印，以求获得立体效果佳、色彩丰富逼真的图像。

第二节　颅脑 CT 检查技术

一、颅脑常规 CT 检查的技术

（一）适用范围

脑出血、脑梗死、颅脑外伤、颅内肿瘤、颅内感染性疾病、遗传代谢性疾病、退行性疾病、先天性疾病等。

（二）扫描前准备

1. 无须胃肠道准备和呼吸训练。

2. 去除被检者头颈部饰物和金属物品。

3. 被检者平躺于检查床上，仰卧，头先进，下颌内收，头部正中矢状面与纵向（激光）定位线平行，瞳间线与横向定位线平行，水平定位线齐耳屏。重型颅脑外伤、颅内手术后及颈椎外伤等特殊情况，可放宽标准摆位要求，但头部仍需置于扫描野中心。

4. 做好解释工作，消除患者的紧张心理，取得患者配合。嘱被检者在扫描过程中头部保持不动，不要吞咽。

5. 用铅围裙遮盖包裹甲状腺和生殖腺。

6. 头部可扪及肿块须敷贴高对比标记物，用作定位。

（三）扫描要求

1. 定位扫描

定位扫描范围包括第 3 颈椎至颅顶，取侧位定位像。必要时，采用正侧位双定位像，以精确计划扫描范围。

2. 扫描范围及基线

非螺旋扫描以听眦线为基线，向上扫至颅顶层面（图 2-1A）。螺旋扫描范围包括枕骨大孔和颅顶上 1 cm，一般不倾斜机架角度（图 2-1B）。也可根据病变具体情况，仅扫描病变局部。

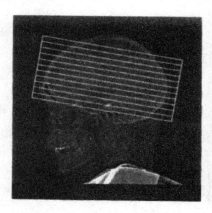 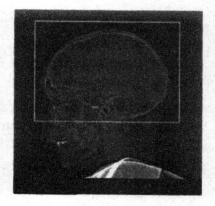

A. 非螺旋扫描基线与范围　　　　　B. 螺旋扫描范围

图 2-1　颅脑常规扫描范围示意图

3. 扫描参数

非螺旋扫描方式，管电压为 120 ~ 140 kV，毫安量 250 ~ 400 mAs。颅底层面层厚为 3 ~ 5 mm，层距 3 ~ 5 mm，颅底以上层厚为 8 ~ 10 mm，层距 8 ~ 10 mm。

螺旋扫描方式，管电压为 120 ~ 140 kV，毫安量 300 ~ 450 mAs。单 / 双层 CT 准直宽度为 3 ~ 5 mm，螺距 0.8 ~ 1（注：螺距为比值，无单位）。多层 CT 采集层厚为 0.5 ~ 1 mm，准直宽度为 4 ~ 40 mm，螺距为 0.5 ~ 0.8。Z 轴有效数据通道以不超过 64 为宜。

4. 重建参数

重建层厚 5 ~ 10 mm，重建间隔 5 ~ 10 mm。脑组织窗图像重建算法为柔和或标准卷积核，骨窗图

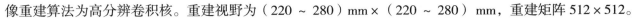

像重建算法为高分辨卷积核。重建视野为（220 ~ 280）mm×（220 ~ 280）mm，重建矩阵 512×512。

5. 增强扫描

碘对比剂浓度 300 mg I/mL，总量 1 ~ 1.2 mL/kg，注射速率 1 mL/s 或手推；小儿总量 1.5 ~ 2 mL/kg，最少不低于 30 mL，注射速率 0.5 ~ 1 mL/s 或手推。

延时时间为 3 ~ 5 min，必要时行病灶动态增强扫描。

（四）后处理

1. 利用薄层源图像行 MPR，重组范围以病变或脑干为中心，重组层厚 5 mm，重组间距 5 mm。冠状面重组，以矢状面为参考，与脑干平行，左右结构对称；矢状面重组，以横断面为参考，与人体正中矢状面平行。

2. 利用 VR 或 SSD 重组三维立体图像，观察颅骨情况；必要时采用层块 VR 显示病变。

（五）照相

1. 脑组织窗

窗宽 70 ~ 80 HU，窗位 35 ~ 40 HU；骨窗：窗宽 2 000 ~ 2 500 HU，窗位 600 ~ 800 HU。

2. 按照解剖顺序

从颅底向上至颅顶进行依次连续拍片。颅脑外伤要求拍骨窗图像。

3. 颅脑平扫检查

胶片数一般为 1 张，增强检查为 2 张，每张胶片以不超过 35 幅图像为宜，可适当将非重点观察图像并格组合排版。

（六）需要说明的临床情况

1. 颅脑外伤、脑血管意外、先天性颅脑畸形、脑白质病等只需行平扫，颅内感染性病变、颅内各种原发或继发肿瘤等需行平扫增强检查，囊性病变需要观察是否伴有实性成分时，可行增强检查。

2. 邻近颅顶、颅底和小脑幕等病变，建议螺旋扫描后行多平面重组显示。

3. 少量硬膜下血肿，需将窗宽调高至 100 ~ 120 HU，以增加图像层次，窗位 40 ~ 50 HU。早期脑梗死，必要时降低窗宽至 60 ~ 70 HU，窗位增加至 40 ~ 45 HU，以增加图像对比。囊性病变，可增加窗宽至 150 ~ 200 HU，窗位降低至 –10 ~ 10 HU，以观察囊壁或鉴别脂肪成分与液体。颅外病变（如头皮下血肿、脂肪瘤、血管瘤等）以窗宽 300 HU、窗位 40 HU 显示皮下组织和病变。

4. 外伤患者，需 VR 图像和高分辨的断面骨窗图像结合观察判断骨折情况；凹陷性骨折应行与凹陷面垂直的冠状面或矢状面重组，并测量凹陷的程度；考虑颅底骨折，需重建薄层高分辨横断面图像照相。

5. 颅内、外靠近颅骨的病变（如脑膜瘤），需要照病灶相应层面的骨窗图像，必要时多方位骨窗显示，以观察病变与颅骨的关系以及颅骨是否累及等。

6. 头部可扪及的病变，需在 VR 图像上调整阈值，显示头皮和颅骨的各 1 张 VR 图像；病变位于头顶部可行冠状和矢状面重组，位于两侧方行冠状面重组，位于枕后方行矢状面重组。

7. 邻近颅底层面受部分容积效应影响，可能出现模拟病灶的点状、块状高密度灶，应薄层显示或多方位观察。

二、颅脑血管 CT 成像检查的技术

（一）适用范围

颅内动脉瘤、颅内动静脉畸形、硬脑膜动静脉瘘、颈内动脉海绵窦漏、静脉性血管畸形、颅内动脉延长扩张症、烟雾病、静脉血栓、颅内动脉狭窄和闭塞性疾病以及了解颅内肿瘤与血管关系等。

（二）扫描前准备

1. 用软垫填塞头部与头托的间隙，再用两条绑带分别固定额部和下颌。对于需要行时间减影的患者，特别要求被检者在平扫和增强两次扫描时保持头部不动。

2. 其余同本节上述"颅脑常规 CT 检查的技术"的要求。

（三）扫描要求

1. 定位扫描

定位扫描范围包括第 7 颈椎至颅顶，取侧位定位像。必要时，采用正侧位双定位像，以精确计划扫描范围。

2. 扫描范围及方向

颅脑血管扫描范围包括第 1 颈椎至颅顶，从足至头方向扫描（图 2-2）。也可根据具体情况，以颅底动脉环或病变为中心进行局部扫描。

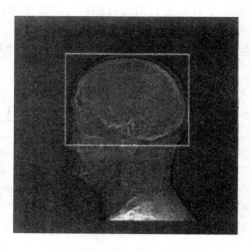

图 2-2 颅脑血管扫描范围示意图

3. 扫描参数

建议使用 4 层以上螺旋 CT。采用螺旋扫描方式，管电压为 100 ~ 120 kV，毫安量 200 ~ 300 mAs。能量减影时，使用 80 kV 和 120 kV 两种电压。多层 CT 采集层厚为 0.5 ~ 1 mm，准直宽度为 4 ~ 40 mm，螺距为 0.6 ~ 1.2。

4. 重建参数

重建层厚 0.6 ~ 1.2 mm，重建间隔 0.5 ~ 1 mm，平滑卷积核。同时重建一组层厚 5 mm、间距 5 mm 的横断面图像，用于拍片。重建视野为（200 ~ 250）mm ×（200 ~ 250）mm，重建矩阵 512×512。必要时，可缩小重建视野观察细节。

5. 增强扫描

碘对比剂浓度 320 ~ 370 mg I/mL，碘对比剂总量 50 ~ 80 mL，注射速率 3.5 ~ 4 mL/s。使用双筒高压注射器时，在注射碘对比剂之后，紧接着以同样速率注射 20 ~ 30 mL 生理盐水冲管。

延时时间的经验值为 16 ~ 22 s。推荐应用小剂量预试验法测定对比剂到达靶血管的时间，碘对比剂总量 20 mL，生理盐水 20 mL，注射速率与正式扫描时相同，监测点为第 4 颈椎水平的颈总动脉或鞍上池层面的大脑中动脉。也可应用对比剂团注跟踪技术，监测层面为第 4 颈椎水平，触发阈值 80 HU，诊断延时 4 ~ 6 s。

（四）后处理

1. 主要运用 VR 和 MIP 后处理显示技术，进行多方位多角度观察。

2. 具有减影功能或去骨软件的设备，应尽可能地消除颅骨，以显示颅底段颈内动脉，辅以手工编辑去骨方法。也可以取 20 ~ 30 mm 厚的层块进行 VR 或 MIP 显示，部分消去颅骨的遮蔽。

3. 动脉瘤以 VR 后处理为主，重点显示动脉瘤部位、形态、瘤颈与载瘤动脉的关系等。采用 MPR 显示动脉瘤壁的钙化和瘤内血栓，动脉瘤的大小、瘤颈 / 瘤体比等径线测量应在 MPR 图像上进行。

4. 血管畸形以 MIP 后处理为主，重点显示畸形血管、供血动脉、引流静脉等。以 20 ~ 30 mm 厚的连续层块 MIP 多方位显示为佳。

5. 了解肿瘤与血管关系时，以 MRP 和层块 MIP 后处理技术为主。

（五）照相

1. 根据具体情况，适当调整显示窗宽、窗位和阈值。

2. 常规取前后视图、左右视图、斜视图、上下视图以及病变重点方位的三维重组图像进行拍片。

3. 横断面图像胶片数 1 张，每张胶片不超过 40 幅；后处理图像胶片数一般为 1 张，每张胶片以不超过 20 幅图像为宜。

（六）需要说明的临床情况

颅内静脉成像检查，延时时间较动脉成像延迟 10 ～ 15 s，碘对比剂总量 70 ～ 90 mL，图像后处理以 MPR 和 MIP 为主。

微信扫码
◆ 临床科研
◆ 医学前沿
◆ 临床资讯
◆ 临床笔记

第三章　磁共振临床检查技术

　　本章主要叙述 MRI 的临床检查技术，分别介绍了 MR 的准备、人体各部位的 MRI 扫描技术，以及 MR 的特殊成像技术。

第一节　磁共振检查准备

一、适应证与禁忌证

（一）适应证

　　1. MRI 适用于人体的任何部位，包括颅脑、耳、鼻、咽、喉、颈部、心脏、肺、纵隔、乳腺、肝脾、胆道、肾及肾上腺、膀胱、前列腺、子宫及附件、卵巢、四肢关节、脊柱、脊髓、外周血管等。

　　2. MRI 适用于人体多种疾病的诊断，包括肿瘤性、感染性、结核性、寄生虫性、血管性、代谢性、中毒性、先天性、外伤性等疾病。

　　3. MRI 在中枢神经系统颅脑、脊髓的应用最具优势。对于肿瘤、感染、血管性病变、白质病变、发育畸形、退行性病变、脑室系统及蛛网膜下隙病变、出血性病变均优于 CT。MRI 具有不产生骨伪影的优点，对后颅凹及颅颈交界区病变的诊断具有独特的优势。目前，MRI 在中枢神经系统的应用，已扩展到分子水平的研究。

　　4. MRI 具有软组织高分辨特点及血管流空效应，可清晰显示咽、喉、甲状腺、颈部淋巴结、血管及颈部肌肉，对颈部病变诊断具有重要价值。

　　5. 纵隔内血管的流空效应及纵隔内脂肪的高信号特点，形成了纵隔 MRI 图像的良好对比。MRI 对纵隔及肺门淋巴结肿大、占位性病变的诊断具有特别的价值。根据 MRI 成像原理，MRI 信号强度与质子含量有关，肺为含气器官，相等体积 MRI 成像肺组织质子含量相对少，信号弱，又因呼吸运动伪影的影响，肺的 MR 成像质量相对较差，如钙化及小病灶的检出常不如 CT。

　　6. 根据心脏具有周期性搏动的特点，运用心电门控触发技术，MRI 可对心肌、心腔、心包病变、某些先天性心脏病做出准确诊断，且可对心脏功能做定量分析。MRI 的流空效应及电影白血技术，可直观地显示主动脉瘤、主动脉夹层等大血管疾患。

　　7. MRI 多参数技术及快速和超快速序列在肝病变的鉴别诊断中具有重要价值，对典型病例不需用对比剂即可通过 T_1 加权像和 T_2 加权像直接鉴别肝良、恶性病变。磁共振胰胆管造影（MRCP）应用 MRI 水成像技术，不需用对比剂即可获得造影效果，对胆囊、胆道及胰腺疾病的诊断有很大的价值。

　　8. 肾与其周围脂肪囊在 MR 图像上形成鲜明的对比，肾实质与肾盂内尿液形成良好对比。MRI 对肾疾病的诊断具有重要价值，MRI 可直接显示尿液造影图像（MRU），对输尿管狭窄、梗阻具有重要价值。

　　9. 由于胰腺周围脂肪衬托，MRI 可显示出胰腺及胰腺导管，MRCP 对胰腺疾病亦有一定的帮助，在对胰腺病变的诊断中 CT 与 MRI 两者具有互补性。

10. MRI 多方位、大视野成像可清晰地显示盆腔的解剖结构。尤其对女性盆腔疾病具有重要诊断价值，对盆腔内血管及淋巴结的鉴别较容易，是盆腔肿瘤、炎症、子宫内膜异位症、转移癌等病变的最佳影像学检查手段。

11. 对四肢骨髓炎、软组织内肿瘤及血管畸形有良好的显示效果。MRI 可清晰显示软骨、关节囊、关节液及关节韧带，对关节软骨损伤、半月板损伤、关节积液等病变的诊断具有其他影像学检查无法比拟的价值。在关节软骨的变性与坏死诊断中，早于其他影像学方法。

12. MRI 利用特殊的成像技术和序列，能简便、无创地实施 MR 血管造影和 MR 水成像。

（二）禁忌证

由于 MRI 是利用磁场与特定原子核的磁共振作用所产生信号来成像的，MRI 系统的强磁场和射频场有可能使心脏起搏器失灵，也容易使各种体内金属性植入物移位，在激励电磁波作用下，体内的金属还会因发热而造成伤害。因此，MRI 检查具有绝对和相对禁忌证。

1. 绝对禁忌证指受检者进入磁孔后，会导致生命危险或伤害的情况

（1）装有心脏起搏器、心脏磁性金属瓣膜、冠状动脉磁性金属支架者。

（2）装有电子耳蜗者。

2. 相对禁忌证指受检者进入磁孔后，可能导致潜在伤害的情况

（1）检查部位有金属置入物，如血管止血夹、人工关节、固定钢板等。

（2）带有呼吸机及心电监护设备的危重受检者。

（3）体内有胰岛素泵等神经刺激器的受检者。

（4）妊娠 3 个月以内的早孕受检者。

投射或导弹效应是指铁磁性物体靠近磁体时，因受磁场吸引而获得很快的速度向磁体方向飞行。可对受检者和工作人员造成灾难性甚至致命性伤害。因此，应禁止将磁性氧气活塞、推车、担架、剪刀、镊子等非 MRI 兼容性急救设备、监护仪器、呼吸器以及钥匙、硬币、发夹、手机、手表等金属物体带入扫描室内。

对 MRI 检查的安全性，操作者一定要重视。检查前必须详细询问，弄清楚是否在禁忌范围，严禁将磁性金属物品带入扫描室，以确保人身安全及图像质量。

二、检查前准备

由于 MRI 设备的特殊性，MRI 检查需做相应的检查前工作。

1. 认真核对 MRI 检查申请单，了解病情，明确检查目的和要求。对检查目的、要求不清的申请单，应与临床申请医师核准确认。

2. 确认受检者没有禁忌证，并嘱受检者认真阅读检查注意事项，按要求准备。凡体内装有磁性金属置入物者，应严禁 MRI 检查。

3. 进入扫描室前，嘱受检者及陪同家属除去随身携带的任何金属物品（如手机、手表、刀具、硬币、钥匙、发卡、别针、磁卡、推床、轮椅等）并妥善保管，严禁带入检查室。

4. 给受检者讲述检查过程，消除恐惧心理，争取检查时的合作。告知受检者所需检查时间、扫描时机器会发出较大噪声；嘱受检者在扫描过程中不要随意运动；按检查部位要求，训练受检者呼吸、闭气；告知受检者若有不适，可通过配备的通信工具与扫描室外工作人员联系。

5. 婴幼儿、烦躁不安及幽闭恐惧症受检者，应给适量的镇静剂或麻醉药物（由麻醉师用药并陪同），以提高检查成功率。

6. 急危重受检者，必须做 MRI 检查时，应由临床医师陪同观察，所有抢救器械、药品必须 备齐在扫描室外就近，受检者发生紧急情况时，应迅速移至扫描室外抢救。

第二节　中枢神经系统 MRI 扫描技术

一、颅脑 MRI 扫描技术

（一）适应证

1. 颅脑外伤，尤适用于 CT 检查阴性者。
2. 脑血管性疾病，如脑梗死、脑出血、脑血管畸形。
3. 颅内占位性病变，如良、恶性肿瘤和囊肿等。
4. 颅内感染与炎症。
5. 脑部退行性病变。
6. 脑白质病变。
7. 颅脑先天性发育异常、脑积水、脑萎缩。
8. 颅骨骨源性疾病。

（二）检查技术

1. 线圈与序列

可用头颅正交线圈或多通道磁敏感线圈。常规序列组合：横断面（Tra）T_1WI、T_2WI、T_2W- FLAIR+ 矢状面（Sag）T_2WI 或 T_1WI 或冠状面（Cor）T_1WI。必要时加作 T_2^* ⸹ WI、扩散加权序列（DWI）或脂肪饱和（FS）技术。

T_2WI 及 T_1WI 为首选序列，T_2W-FLAIR 序列为抑制自南水信号的加权序列，它可以获得脑脊液为低信号的 T_2 加权像，对病灶更敏感，并能检出被脑脊液掩盖的病灶，如蛛网膜下隙出血。因此，常规应用此三个序列作为颅脑成像。

T_2^* 舍 WI 对急性脑出血较敏感。T_2W-FLAIR 及 DWI 序列对脑梗死较敏感，尤其 DWI 对早期脑梗死最敏感。对 T_1WI 及 T_2WI 序列均显示为高信号的，应加用脂肪抑制技术的 T_1 加权成像，以鉴别高信号病灶成分是否为脂肪。

Gd-DTPA 对比剂增强扫描，采用 T_1WI 序列行横断面、矢状面及冠状面扫描。由于 T_1WI 像上脂肪及 Gd-DTPA 增强区域均为高信号，因此 GD-DTPA 增强 T_1WI 序列应加用脂肪抑制技术，以抑制脂肪高信号。

2. 扫描方法

（1）体位：采用标准头部成像体位，仰卧，头先进，头置于线圈内，眉间线对线圈中心，定位线对线圈中心标线及眉间线。锁定定位线，将定位中心送进磁体扫描中心。MRI 对体位摆置的要求，一般较宽松，以舒适为主，以适应长时间检查。

（2）成像方位：首先采用 3plan 快速定位成像序列同时扫出横断面、矢状面、冠状面三平面定位图，再在上面的定位图上设置不同的成像。

①横断面成像：在矢状面定位像上设置横断面扫描层面，一般使横断面扫描层面平行于前一后联合连线，在冠状面定位像上使横断面扫描层面平行于两侧颞叶底部连线，在横断面定位像上调整视野范围。横轴面成像范围包含鼻咽、小脑至颅顶。可在扫描层面范围下方设置预饱和带，消除血流搏动伪影（图 3-1）。

②矢状面成像：在横断面图像上设置矢状面成像，使成像层面与大脑正中矢状裂平行，在冠状位定位像上与大脑正中矢状裂、脑干及延髓平行，在矢状位定位像上调整视野范围。矢状面成像范围视病情包含病灶或全脑（图 3-2）。

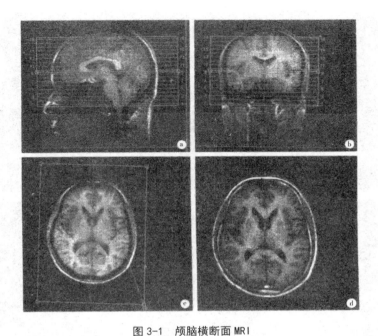

图 3-1　颅脑横断面 MRI

a．b．c．横断面扫描定位，在扫描仪下方设预饱和带，以减少血管搏动伪影；d．横断面 T_1WI 像

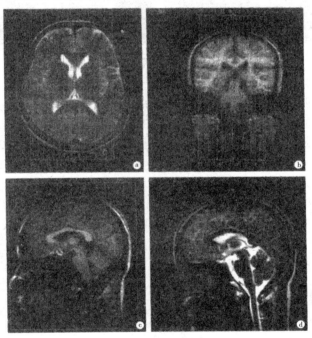

图 3-2　颅脑矢状面 MRI

a ~ c．矢状面扫描定位；d．矢状面 T_2WI 像

③冠状面成像：在横断面图像上设置冠状面成像，使成像层面与大脑正中矢状裂垂直，在矢状位像上使冠状成像层面与脑干大致平行（要求较宽松），在冠状位定位像上调整视野。冠状面成像范围视病情包含病灶或全脑（图 3-3）。

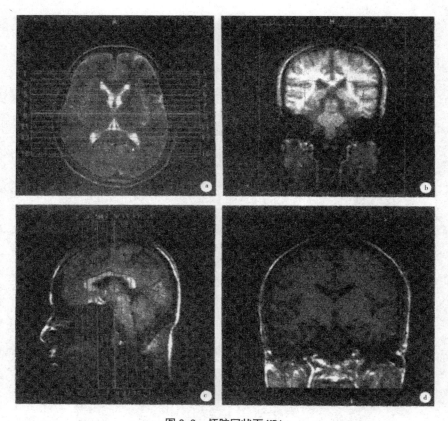

图 3-3 颅脑冠状面 MRI
a ~ c. 冠状面扫描定位；d. 冠状面 T_1WI 像

（3）增强扫描：常用对比剂 Gd-DTPA，常规剂量为 0.1 mmol/kg，以 0.5 ~ 1 mL/s 速度静脉注射后，作横断面、矢状面、冠状面 T_1WI + 脂肪抑制成像。扫描层面保持与平扫一致。

（4）扫描参数：因场强、机型等而有所不同。基本参数：FOV 200 ~ 250 mm，层厚 5 ~ 8 mm，层间隔为相应层厚的 10% ~ 20%，矩阵（128 ~ 400）×（256 ~ 512）。序列参数：SE-T_1WI 序列 TR 300 ~ 800 ms，TE 5 ~ 30 ms；SE-T_2WI 序列 TR 2 000 ~ 4 000 ms，TE 80 ~ 120 ms；T_2-FLAIR 序列 TR 2 000 ~ 4 000 ms，TE 80 ~ 120 ms，TI 1 500 ~ 2 500 ms；T_1-FLAIR 序列 T_1 700 ~ 1 000 ms，余同 SE-T_1WI。相位编码方向：横断面成像取左右向，矢状面成像取前后向，冠状面成像取左右向。

3. 图像处理

常规成像一般不需要特殊后处理。

二、颅脑 MRA 扫描技术

（一）适应证

颅脑 MRA 可用于显示动脉瘤、血管狭窄和闭塞、动静脉畸形及其供血动脉和引流静脉；可以显示脑血管内动脉期、毛细血管期和静脉期；可显示肿瘤血管的血供情况及肿瘤压迫邻近血管结构并使之移位的情况，为外科手术方案的制订提供更多的信息。

（二）检查技术

颅脑 MRA 应以颅脑 MRI 为基础，先行 MRI 成像，再行 MRA 成像。颅脑 MRA 成像序列，可采用 3D/2D-TOF-MRA、3D/2D-PC-MRA 及 3D-CE-MRA 技术成像。

1. 3D-TOF-MRA 主要用于流速较快的动脉血管成像

（1）线圈与序列：选用头颅线圈或头颈联合阵列线圈，3D-TOF-FLASH 快速梯度同波序列。

（2）扫描方法

①体位：同颅脑 MRI。

②成像方位：在矢状面图像上设置 3D-TOF-MRA 横断面扫描块，层面与多数颅内动脉走行垂直或成角，或与前后联合连线平行，在冠状面像上与两侧颞叶底部连线平行，在横断面像上调整视野。成像层数根据 MRI 图像所示病情而定。可单个 3D 块，也可多个 3D 块重叠衔接扫描。预饱和带设置在颅顶，以饱和矢状窦及其引流静脉血流。运用流动补偿技术，以增强血流信号及消除流动伪影（图 3-4）。对动静脉畸形病例，取消预饱和带，可同时显示动静脉畸形的动脉、畸形血管及引流静脉（图 3-5）。

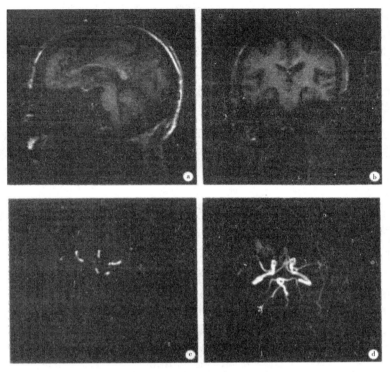

图 3-4 颅脑 3D-TOF-MRA

a、b. 3D-TOF-MRA 的 3D 块定位，在 3D 块上方设置预饱和带，以饱和矢状窦及其引流静脉；
c. 3DTOF-MRA 原始图像；d. 原始图像经 MIP 重键后的血管造影像

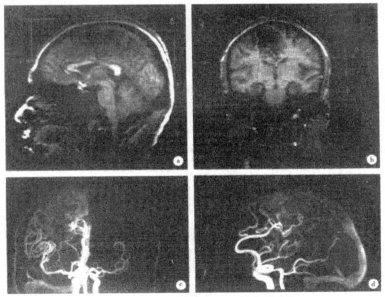

图 3-5 颅脑 3D-TOF-MRA 无预饱和带成像

a、b. 3D 块定位，不设预饱和带，以使静脉显影；c、d. MIP 后三维血管像，显示正常动脉、右侧 AVM
畸形血管、粗大的引流静脉及矢状窦、乙状窦

3D-TOF-MRA 层面设置，一般尽量使层面与成像部位中多数血管相垂直，以使血流达到最高信号强度。3D 块的厚薄及位置应尽量包含病变血管范围。由于受 TR、翻转角及流速的影响，血流流经一定距离后，逐渐产生饱和效应，信号逐渐减弱。因此，3D 块越厚，血管远端及分支信号则越弱。可通过以下几种方法改善这种状况。

A. 信号等量分配技术：在成像过程中逐渐加大翻转角，接近流入方向部分，流入效应较强，血流质子多未饱和，可用小的翻转角激励，逐渐向流出方向，血流质子逐渐饱和，需逐渐加大翻转角，以产生较大的信号，此技术又称倾斜优化无饱和激励（TONE）。

B. 多薄块重叠血管造影技术（MOTSA）：对较大的扫描范围用多个相对小的 3D 块在衔接处重叠采集。

C. 磁化传递（MT）：该技术可抑制背景静止组织信号，从而提高血管高信号与周围静止组织信号的对比。

D. 运用三维部分 K 空间技术和层面选择方向内插技术：可提高成像速度及层面选择方向的分辨率。

③扫描参数：因场强、机型等而有所不同。TR = 20 ~ 40 ms，TE = 最短。例如，3.34 ~ 10 ms，FOV 200 ~ 220 mm，层厚 0.5 ~ 2.5 mm，层间隔 0，重叠覆盖层面 1 ~ 2 mm，矩阵（128 ~ 400）×（256 ~ 512），激励角 20° ~ 30°。

（3）图像处理：将所得原始图像进行最大强度投影 MIP（MIP）重建，产生三维血管解剖图。重建后 MIP 图可作任意方位、角度旋转重建；亦可对兴趣区进行靶 MIP 重建，减少背景噪声，提高兴趣区血管病变的检出率（图 3-6）。

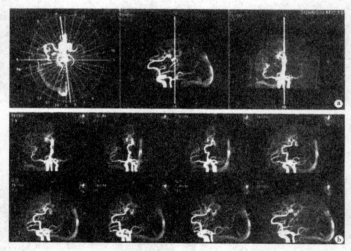

图 3-6　颅脑：3D-TOF-MRA 的 MIP 图多视角旋转

a. 在横断面，矢状面、冠状面 MIP 图上，作绕头颅上下轴呈左右方向旋转的多视角旋转设置；b. 旋转后不同视角的 MIP 图

2. 2D-TOF-MRA 主要用于矢状窦、乙状窦的静脉血管成像

（1）线圈与序列：2D-TOF-FLASH- 快速梯度回波序列。

（2）扫描方法

①体位：同颅脑 MRI。

②成像方位：在矢状和横断定位像上设置 2D-TOF-MRA 冠状面扫描层面，范围包含全颅外缘，在冠状定位像上调整视野。在颅底下方设置横断预饱和带，消除动脉影像（图 3-7）。

③扫描参数：因场强、机型等而有所不同。TR = 最短，例如，20 ~ 40 ms，TE- 最短，例如 4.9 ~ 10 ms，FOV 200 ~ 220 mm，层厚 1.5 ~ 2.0 mm，层间隔 0，矩阵（128 ~ 400）×（256 ~ 512），激励角 40° ~ 60°。

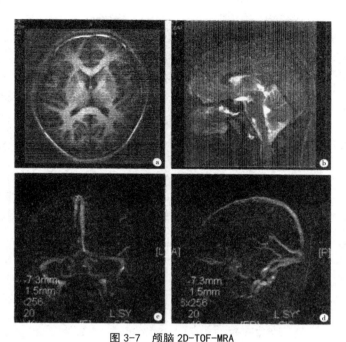

图 3-7　颅脑 2D-TOF-MRA

a、b. 2D-TOF-MRA 冠状面扫描定位；c、d. 2D-TOF-MRA 的 MIP 图

（3）图像处理：与 3D-TOF-MRA 相同。

2D-TOF-MRA 与 3D-TOF-MRA 的比较：① 2D-TOF-MRA 流入饱和效应小，可采集较大范围，流动 - 静止对比好，对慢速血流、血流方向一致的血管显示好；3D-TOF-MRA 流入饱和效应明显，成像块厚受血流速度制约，信噪比好。② 2D-TOF-MRA 层面厚，空间分辨力差，相位弥散强，弯曲血管信号有丢失；3D-TOF 层厚较薄，空间分辨力高，对复杂弯曲血管的信号丢失少。③相同容积 2D-TOF-MRA 较 3D-TOF-MRA 成像时间短。

3. 3D-PC-MRA

（1）线圈及序列：线圈同 TOF 法。采用 3D-PC 相位对比梯度回波序列。

（2）扫描方法

①体位：同颅脑 MRI。

②成像方位：在横断位和冠状位定位像上设置矢状面扫描，层面与大脑正中矢状裂平行，范围包含全颅外缘。在矢状位定位像上调整视野（图 3-8）。

③扫描参数：因场强、机型等而有所不同。TR = 20 ~ 40 ms，TE = 最短，例如，4.6 ~ 10 ms，FOV 200 ~ 250 mm，层厚 1.5 ~ 2.0 mm，层间隔 0，矩阵（128 ~ 400）×（256 ~ 512），激励角 10° ~ 20°。PC Velocity 流速编码值，应根据兴趣区血流速度设定，例如 10 ~ 30 cm/s。比预设值流速高的血流产生高信号，比预设值流速低的血流信号降低或消失。

3D-PC-MRA 具有：①仅血流呈高信号，背景抑制优于 3D-TOF 法。②空间分辨力高。③成像容积内信号均匀一致。④有很宽的流速敏感范围，可显示动脉与静脉。⑤能定量和定性分析，但成像时间较长。可用于分析可疑病变区的细节，检查流量与方向，大量血肿未吸收时，观察被血肿掩盖的血管病变。

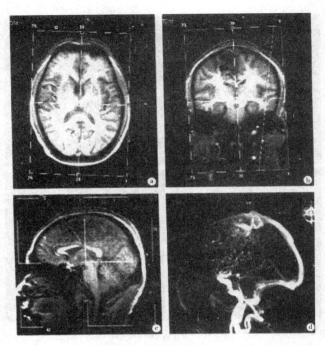

图 3-8　颅脑 3D-PC-MRA

a ~ c. 3D-PC-MRA 矢状面扫描定位；d.　3D-PC-MRA 的 MIP 图，示异常血管团及引流静脉入矢状窦

（3）图像处理：同 TOF 法。

4. 2D-PC-MRA

（1）线圈及序列选择：线圈同 TOF 法。序列为 2D-PC 相位对比梯度回波序列。

（2）扫描方法

①体位：同颅脑 MRI。

②成像方位：取冠状面扫描，范围可视兴趣血管而定。

③扫描参数：因场强、机型等而有所不同。TR = 20 ~ 40 ms，TE = 最短，例如，4.6 ~ 10 ms，FOV 200 ~ 250 mm，层厚 40 ~ 100 mm，矩阵（128 ~ 400）×（256 ~ 512），激励角 10° ~ 20°，1 次激励。PC Velocity 流速编码值，可根据估计兴趣区血流速度设定，例如 10 ~ 40 cm/s。

（3）图像处理：直接获得血管造影像，无须特殊处理。

2D-PC-MRA 具有：①仅血流成高信号。②采集时间短，可用于显示需极短时间成像的病变，亦可用于筛选流速成像，用于 3D-PC-MRA 的流速预测。对欲行 3D-PC-MRA 的靶血管作 2D-PC-MRA，在短时间内可预测其大致流速，然后再行 3D-PC-MRA。多用于静脉系成像。

5. 3D-CE-MRA

主要用于颅脑大面积血管病变。可在不同时相观察到动脉或静脉病变，亦可作减影显示病变。

（1）线圈及序列：线圈同 TOF 法。采用快速动态采集 3D-FLASH 梯度回波序列。

（2）扫描方法

①体位：同颅脑 MRI。

②成像方位：取冠状面扫描。

③扫描参数：因场强、机型而有所差异。一般 TR 选最短，如 5.1 ~ 10 ms，TE 选最短，1.5 ~ 2.0 ms。FA = 300 ~ 400，层厚 1.5 ~ 3 mm，层间隔 0 或覆盖重叠扫描。FOV 400 ~ 440 mm，矩阵（110 ~ 192）×（400 ~ 512）。0.5 或 1 次激励。

④成像方法：以 19 G 静脉滞留针建立肘静脉通道，以 1.2 m 三通连接管分别接 50 mL 生理盐水及剂量为 0.2 mmol/kg 的 Gd-DTPA。先行矢状面 3D 快速扫描（蒙片），受检者体位不变，快速团注剂量为 0.2 mmol/kg 的 Gd-DTPA（亦可采用高压注射器），并进行连续 2 次以上的动态多期扫描（动脉期

和静脉期）。扫描开始时间是 CE-MRA 成败的关键，一般按 Ts = Tt – 1/4Ta（Ts 是扫描开始时间，Tt 为对比剂通过时间，Ta 为数据采集时间）。

（3）图像处理：将注射对比剂后的多期扫描图像对应减去注射对比剂前的图像（蒙片），即得到只有对比剂高信号的血管影像，再将其进行 MIP 重建即可产生连续的三维血管造影像。

三、鞍区 MRI 扫描技术

（一）适应证

垂体微腺瘤和垂体腺瘤、鞍区肿瘤及感染性疾病、血管性病变、骨源性疾病、外伤等。

（二）检查技术

1. 线圈及序列线圈

同颅脑 MRI。序列以矢状面 T_1WI、冠状面 T_1WI 及 T_2WI 为主。如需鉴别鞍区病变的出血或脂肪成分，则需加做 T_1WI–FS 序列。

2. 扫描方法

（1）体位：同颅脑 MRI。

（2）成像方位：鞍区 MRI 常规采用高分辨、薄层 Sag-T_1WI、COr-T_1WI、COr-T_2WI 扫描。冠状面、矢状面层面分别平行并经过垂体柄（图 3-9，图 3-10）。

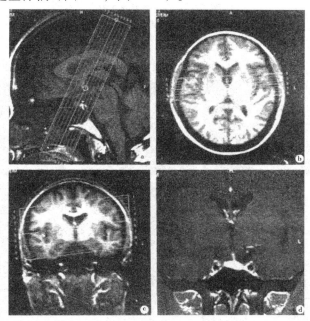

图 3-9　垂体冠状面 MRI

a ~ c. 垂体冠状面扫描定位；d. 垂体冠状面 T_1WI 增强像，图示垂体柄偏歪

（3）增强扫描：鞍区病变常需作增强扫描，采用 Sag-T_1WI 和 Cor-T_1WI– 抑脂序列，与平扫同层面，必要时作横断面扫描。

（4）垂体动态增强扫描：对病变很小，如垂体微腺瘤则需作动态增强扫描，即多时相采集，作冠状面 T_1WI 抑脂序列快速动态成像，单次采集时间 10 ~ 30 s，连续动态采集 10 ~ 20 次时相，第一时相采集后，立即快速注射对比剂，连续采集全部时相。

（5）扫描参数：小视野及薄层扫描。FOV 160 ~ 200 mm，过样采集，以消除小 FOV 产生的卷褶伪影。层厚 2 ~ 5 mm，层间隔为相应层厚的 10% ~ 20% 或无间隔，矩阵（128 ~ 256）×（200 ~ 300）。

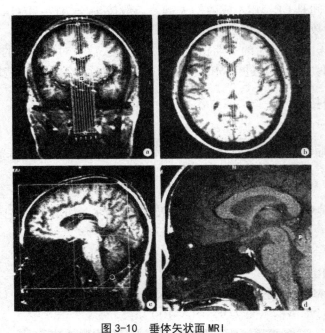

图 3-10　垂体矢状面 MRI

a ~ c. 垂体矢状面扫描定位；d. 垂体矢状面 T_1WI 像

3. 图像处理

对动态增强扫描所获原始图像，可进行 T_1 灌注时间—信号强度曲线分析（图 3–11）。

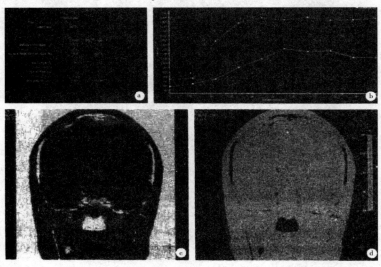

图 3-11　垂体 MRI 动态 T_1 增强时间－信号强度曲线分析

a. 分析结果数据显示；b. T_1 灌注时间–信号强度变化曲线显示，横轴为扫描动态周期（s），纵轴为信号强度；

c. T_1 动态增强原始图像；d. 强化峰值通过时间图（TTP 图）

四、脑桥小脑角区扫描技术

（一）适应证

脑桥小脑角区病变、内耳道病变、颞岩骨病变等。

（二）检查技术

1. 线圈及序列

同颅脑 MRI。

2. 扫描方法

（1）体位：同颅脑 MRI。

（2）成像方位：常规进行薄层横轴面 T_2WI、T_1WI、T_2W–FLAIR 序列及矢状面、冠状面 T_1WI/T_2WI 序列扫描。必要时（如胆脂瘤）加脂肪抑制。需观察神经与血管毗邻关系者，可进行横断面 3D–T_1WI–MRA、3D–T_2WI– 水成像序列成像。观察内耳道病变，可进行 3D–T_2WI 水成像序列成像。扫描基线：横轴面平行于前颅底窝，矢状面平行于头颅矢状面，冠状面平行于头颅冠状面和（或）脑干、延髓。

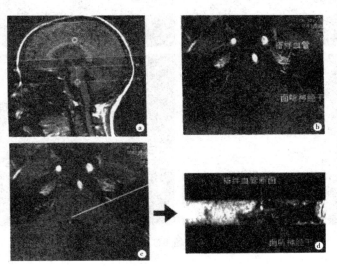

图 3-13　面神经干、血管 3D-T_1WI

a. 3D–T_1WI 横轴面扫描定位；b. 3D–T_1WI 选择厚度 MPR 重键图，示小血管褡绊、跨越面听神经干；

c. MPR 重键方向（白色线条）平行于面听神经干的斜矢状面重建；d. 经过面听神经干的斜矢状面 MPR 重建（c）后图像，示褡绊血管断面（箭头）接触面听神经干（箭头）

五、MR 脑扩散加权成像扫描技术

（一）适应证

最适用于早期脑梗死的检查，也用于肿瘤的评价。

（二）检查技术

1. 线圈及序列

选择线圈同颅脑 MRI。序列为 EPI–DWI 快速成像序列。

2. 扫描方法

（1）体位：同颅脑 MRI。

（2）成像方位：在矢状面定位像上设定横断面扩散加权扫描，扫描方位应采取倾斜层面以尽量避开颅底界面的磁敏感伪影。视病变部位的需要尚可设定矢状面及冠状面扫描（脑干病变）。

（3）扫描参数：基本参数：FOV 200～250 mm，层厚 5～8 mm，层间隔为相应层厚的 10%～50% 或为 0，矩阵（77～128）×（112～128）。序列参数：选择 2 个以上扩散加权系数，即 b 值，通常为 0 和 1 000 s/mm²。X、Y、Z 三轴方向均加扩散梯度成像。

3. 图像处理

两组 b 值的原始图像经 DWI 后处理软件处理，可生成 ADC 图像和（或）eADC 图像（图 3–14）。

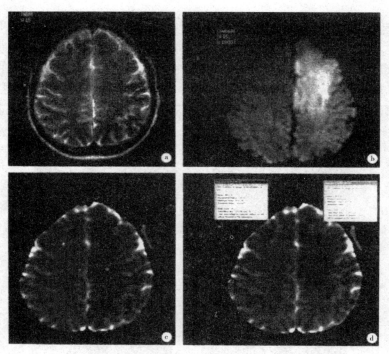

图 3-14　超急性脑梗死 MRI

男，55 岁，连续劳累 1 周后，感觉头晕、恶心 4 h 作脑 MRI 检查。a. 常规 T_2WI 像，未见异常；
b. b 值 = 1 000 的扩散加权像，示左侧脑实质区片状异常高信号；c. 表观扩散系数 Adc 图，示左侧脑实
质病灶（梗死）区低信号；d. ADC 值测量。梗死区 ADC 值为（887.19 ± 97.24）× 10⁶mm²/s，比对侧相同
区域正常值（594.10 ± 12.52）× 10⁻⁶ mm²/s 低

六、MR 脑灌注扫描技术

（一）适应证

脑灌注成像（PWI）适用于观察颅脑及其他脏器血流灌注情况，如脑梗死、脑肿瘤及肝病变的早期诊断、
肾功能灌注等。对比剂引起的 T_1 增强效应适应于心脏的灌注分析，因为对比剂能够进入组织间隙，而且
每次成像所需要的对比剂浓度较少，可以多次重复扫描观察整个心脏的灌注情况。

（二）检查技术

1. 线圈及序列

头颅正交线圈或多通道线圈。序列：可选用 EPI- 自旋回波序列（EPI-SE）、EPI- 梯度回波序列
（EPI-GRE）、EPI- 自由衰减序列（EPI-FID），即 T_2^* 加权快速成像序列。

2. 扫描方法

（1）体位：同颅脑 MRI。

（2）成像方位：取颅脑横断面成像。可先作弥散加权成像，作为诊断及病变定位图像。

（3）扫描参数：通常选各向同性的弥散加权序列，b 值 = 1 000。如果可能，再作一次高分辨力弥散
加权，一般层面设为 20 ~ 25 层，扫描时间约 4 s。灌注扫描：按病变部位设定层面，一般为 4 ~ 10 层，
扫描次数为连续动态扫描 40 ~ 60 次，1 ~ 2 s/ 次内扫完所设层面。对比剂在启动扫描 1 ~ 4 次后开始
快速静脉注射，速度 2 ~ 3 mL/s。

3. 图像处理

在工作站用信号强度 – 时间变化曲线分析软件，分析血流灌注过程，并计算 T_2^* 图像信号变化率，
根据 T_2^* 变化率计算出局部相对脑血容量（rCBV）、局部血流平均通过时间（MTT）和局部脑血流量（rCBF）
等参数（图 3–15）。

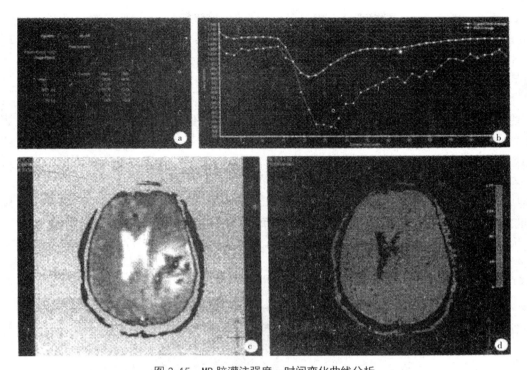

图 3-15　MR 脑灌注强度 – 时间变化曲线分析

　　a. 分析结果数据显示；b. 脑 T_2^* ♂ WI 灌注时间 – 信号强度变化曲线，图示 c 图层面的平均灌注曲线（浅支）及 c 图兴趣区的灌注曲线（深支）；c. T_2^* ♂ WI 负增强原始图像；d. TTP 图

七、MR 脑活动功能扫描技术

　　脑功能 MR 成像（fMRI），广义上包括脑扩散加权成像、灌注成像、血氧水平依赖（BOLD）测定以及 MR 波谱分析（MRS），狭义上指 BOLD。

（一）适应证

　　BOLD–fMRI 主要用于功能皮层中枢的定位，包括视觉、运动、听觉、感觉、语言等皮层中枢的定位研究；fMRI 的应用已扩展至类似于记忆等认知功能的研究领域；fMRI 还应用于手术前定位、化学刺激研究以及癫痫的评价等。

（二）检查技术

　　BOLD–fMRI 成像需做特殊的准备：①根据所观察活动中枢配备适当的刺激工具。②与受检者充分讨论检查过程，使受检者熟悉刺激过程，并做出正确的反应。③注意将受检者头部尽量靠近磁场中心，头前后径小的受检者应将颅后加垫，使头颅前后径中心与正中冠状面一致，因 EPI 成像无中心偏置，用束带固定器将受检者头固定，保持受检者头部无运动。

　　1. 线圈及序列

　　多通道头颅正交线圈。FID–EPI–T_2^* ♂ 加权序列。

　　2. 扫描方法

　　体位同颅脑 MRI。

　　（1）受检者被送到磁场中心后，先作多方位投影匀场。

　　（2）作矢状面、冠状面、横断面三平面定位像。

　　（3）在矢状位像上没定横断面 SE 序列 T_1WI 成像，10 ～ 20 层，层厚 2 ～ 6 mm，层面应包括目标中枢，作为基础解剖像。

　　（4）BOLD 图像采集：选 FID–EPI–T_2^* 加权序列，具体扫描参数视场强、机型而有所差异。例如，1.5 T 场强，TR = 2 000 ms，TE = 60 ～ 70 ms，矩阵 64×64；3.0 T 场强，TR =最短（41 ms），

TE = 25 ms，矩阵 256×216。扫描层面位置与基础解剖像完全一致，如层面位置、FOV、层厚、层间距、激发顺序、相位编码方向等。设定 60 次扫描，延迟时间设定 3 s，每 5 次扫描为一组，共分 12 组。1、3、5、7、9、11 组为刺激活动组（A），2、4、6、8、10、12 组为休息组（N）。两组交替扫描，每组扫描做出正确反应，直至 60 次扫描全部完成。

3. 图像处理

（1）功能图像的产生：将刺激活动的平均像与休息平均图像对应相减，产生每一层的功能图像。在后处理分类计算中，通常只需要将刺激活动组与休息组分类，其余统计计算工作由计算机自动完成，并最终产生功能图像。在此过程中，常涉及一个 Z 分数阈值的设定，通常 Z 分数阈值设定为最大 Z 值的一半或最大 Z 值减去 0.5～1，标准的 Z 分数阈值设定为 2。

（2）功能图像与解剖图像的叠加：运用图像动态处理功能，将功能图像对应叠加在相应功能层面的基础解剖图像上，使解剖关系与活动功能关系达到统一。

（3）信号的统计比较：统计动态曲线分析功能，选取一个有明显信号改变的功能区为兴趣区，将 60 次扫描按时间顺序依次作时间

信号强度曲线，可见 MR 信号呈交替波动曲线（图 3-16）。

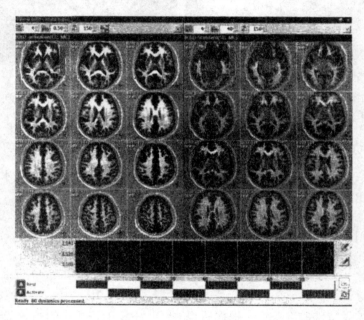

图 3-16　BOLD-fMRI 脑功能图

八、MR 脑波谱扫描技术

（一）适应证

临床主要用于评价脑发育成熟程度、脑瘤代谢、感染性病变、脱髓鞘病变、缺血性病变、系统性疾病的肝受累和肾移植术后的急性排异反应等。

（二）检查技术

1. 线圈及序列

线圈同颅脑 MRI。可根据需要选择点解析波谱技术（PRESS）或激励回波技术（STEAM）成像。STEAM 序列信噪比较低，对运动较敏感，TE 时间短，适用于观察短 T_2 的代谢产物；PRESS 序列信噪比较高，对运动不敏感，对匀场和水抑制的要求不如 STEAM 严格，但是 TE 时间较长（一般 135～270 ms），难以发现短 T_2 的代谢产物。

2. 扫描方法

（1）定位技术：为更集中地采集到病变所在部位的病理生理信息，精确的定位技术非常关键。先做

平扫，然后根据平扫所得到图像进行空间定位波谱成像。

（2）感兴趣区大小的选择：原则上感兴趣区太小，扫描时间长，所得信号相对低；反之，感兴趣区过大，则易受所测组织之外脂肪、骨骼及液体的污染，谱线变形。目前，1H 谱感兴趣区（VOI）最小可达 1 mm。

（3）抑水：是专用于质子波谱的技术，波谱的信号强度与所测物质的浓度成正比。

（4）匀场：波谱的信号和分辨率部分决定于谱线线宽，谱线线宽受原子核自然线宽及磁场均匀度的影响，内磁场的均匀度越高，线宽越小，基线越平整光滑。新一代的磁共振扫描仪都是自动匀场和具有抑水功能。

3. 图像处理

获得波谱后主要进行：①选择感兴趣波段。②过滤杂波。③基线、相位校正。④测量各代谢物的峰下面积，进行分析评价（图 3-17）。

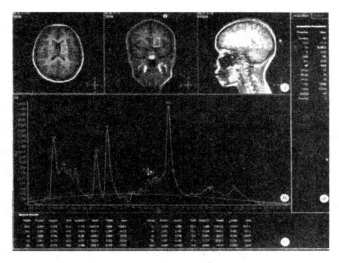

图 3-17　STEAM 法脑 MRS 后处理

a. 谱线扫描兴趣区定位显示；b. 兴趣区物质谱线显示，横轴为谱线位置 ppm，纵轴为峰高；c. 分析结果数据显示，包括各物质的谱线位置、峰高、半高宽、峰下面积、含量等；d. 序列主要扫描参数显示

微信扫码
◆临床科研
◆医学前沿
◆临床资讯
◆临床笔记

第四章　心脏 X 线检查

第一节　检查方法与正常影像

一、后前位

位于胸部中线偏左侧，一般 1/3 位于中线之右侧，2/3 位于中线之左侧。心右缘上方为上腔静脉，向下进入右心房，右心房构成心脏大血管右缘的下 1/2，近膈面处有时可见下腔静脉，向上内方向斜行。左缘上方向外突起的为主动脉结。其下方为肺动脉段，此处向内凹入，称为心腰；肺动脉与左心室缘之间为左心耳，正常情况下 X 线片上不能显示；左心室缘向外下方延伸然后向内，转弯处称心尖。

二、右前斜位

前缘自上而下为升主动脉、肺动脉主干前缘和肺动脉圆锥，下段大部分为右心室，仅膈上一小部分为左心室，如旋转角度 >45°，则下部由右心室构成。后缘上段由气管与上腔静脉组成并相互重叠，下段大部分由左心房构成，略向后突呈浅弧形，膈上的一小部分为右心房，后心膈角有时可见一斜三角形阴影，为下腔静脉的投影。食管与降主动脉位于心后缘与脊柱之间的透明间隙内，食管与左心房的后缘相邻接。

三、左前斜位

前缘自上而下为升主动脉、右心房、右心室。上段的升主动脉和下段的右心室近似平直或略向前隆突，两者之间的倾斜段由右心房心耳构成。后缘上方为左心房，占心后缘的小部分，后缘下部为左心室，后者与脊椎前缘相邻近，左心室段的下端常可见一切迹即心室间沟，为左、右心室分界的标志，深吸气位或悬垂型心脏较易见到。左心房之上方可见左主支气管的透明影。

由主动脉弓部所围绕形成的透明区称主动脉窗。其中可见肺动脉、气管分叉、左主支气管和与其伴行的左肺动脉。降主动脉自弓部向下行经心后缘与脊柱之间的心后间隙内，或部分与脊柱重叠。后心膈角（心后缘之膈面）常可见一三角形影伸入心影内，系下腔静脉的投影，深吸气位尤易显示。

四、左侧位

侧位心影的纵轴自后上斜向前下，下部与前胸壁邻近，由右心室构成，由于其下端的回缩，前心膈角区可见到小的三角形透明间隙，深吸气位较著。由右心室向上逐渐离开胸壁，其与前胸壁之间形成倒三角形之间隙，称胸骨后间隙。该段由右心室漏斗部与肺动脉主干共同构成，形成向前膨隆之弧形。因此，正常情况下仅右心室下部之一部分与前胸壁相邻接。心前缘之上方为升主动脉，略呈前突之弧状向上走行。上腔静脉、头臂血管和气管位于主动脉升、降部之间，部分与升主动脉重叠。心影后缘与主动脉不相重叠，其间形成一狭长的心后间隙，可见降主动脉沿脊柱前缘下行。心后缘上段为左心房，下段为左心室，正常两者之间无明确的分界。后心膈角的三角形阴影是下腔静脉。

第二节　冠状动脉粥样硬化性心脏病

一、X 线诊断要点

1. 轻度心肌缺血

X 线心脏往往无明显阳性发现。

2. 心肌梗死

心肌梗死的 X 线征象为梗死区搏动异常，此为主要 X 线征象，可出现典型的矛盾运动、搏动幅度减弱或搏动消失等。较广泛或多发的心肌梗死、心力衰竭或心包积液可使心影增大。心力衰竭常从左心开始，以后波及右侧。偶可见血栓钙化。

3. 心室膨胀瘤

心室边缘局部隆起，矛盾运动，搏动减弱或消失。

二、读片

图 4-1，冠状动脉粥样硬化性心脏病。女，52 岁，主动脉弓处可见弧形钙化影。

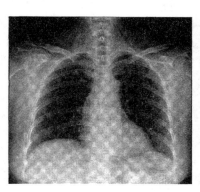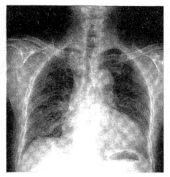

图 4-1　冠状动脉粥样硬化性心脏病

三、临床联系

本病主要侵犯主干及大分支，如前降支的近心段、右冠状动脉和右冠支。由于血流受阻，心肌出现缺血、梗死，严重者出现心室壁瘤。

第五章 胸部X线检查

第一节 检查方法与正常影像

一、常规胸部平片

常规胸片为首选和最常用的X线检查方法，它可以比较清楚地显示胸部正常和异常。而且有些病例可做出比较明确的定位和定性诊断。如果采用高千伏投照技术（管电压在120 kV以上）则有利于显示胸内某些隐蔽区的病变（心后区的病变）。根据常规胸片的发现，可以进一步选择其他的检查方法。另外，胸部平片在健康人群普查中也具有重要的作用。实践证明，它可以早期发现无症状的胸内病变，如：支气管肺癌、肺结核和纵隔肿瘤等。然而，常规胸片为一互相重叠的复合图像，会丢失许多的图像信息。其密度分辨率较低，对于观察一些隐蔽区或细微病变还有一定的限度。

二、正常X线表现

熟悉和掌握后前位和侧位正常胸片的X线表现是胸部疾病影像诊断的基础。

（一）胸廓（胸壁）

胸壁包括骨骼及其周围的软组织，正常胸廓两侧对称。

1. 骨骼

（1）肋骨。共12对，肋骨前后端不在同一水平上，自后向前下斜行。第4肋骨后端多与胸锁关节同高，第10后肋约相当于第6前肋高度，与膈肌等高。肋软骨未钙化时不显影，故胸片上肋骨之前端呈"游离"状态。于25~30岁出现软骨钙化，以后自下向上顺序钙化。钙化的肋软骨沿肋软骨边缘呈片状、条状、颗粒状或块状钙化影，应与肺内病变相区别。通常以肋骨作为胸部病变的定位标志，并将肋骨分为前、后两部，相邻两肋骨间的间隙分别称为前、后肋间隙，正常两侧肋间隙宽度左右对称。

肋骨先天变异以右侧变异较多，常表现在形态、数目或连接形式上的变异。①颈肋：多见于女性。位于第7颈椎旁，较直，与第1节颈椎相比，其两侧的横突向下倾斜。②叉状肋：多发生在右侧第3或第4肋骨，肋骨远端呈叉状，或有小的突起。③肋骨联合：多见于第5、第6肋骨和第1、第2肋骨之间，常在肋骨后端近脊处，应与肺内病变相区别。

（2）肩胛骨。胸部摄片时标准后前位胸片上，肩胛骨应当投影于肺野之外。如果两肩向前旋转不够，尤其在仰卧位胸片上肩胛骨影像与肺野上外方相重叠，其内缘与胸壁平行呈带状阴影，应与胸膜增厚相区别。发育过程中的肩胛骨，其下角可出现二次骨化中心，可投影于肺野内，不可误诊为骨折。

（3）锁骨。在标准后前位胸片上，两侧胸锁关节与中线等距，位于胸廓的上口附近，可作为判断胸

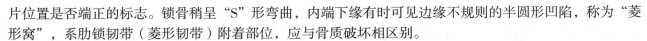

片位置是否端正的标志。锁骨稍呈"S"形弯曲，内端下缘有时可见边缘不规则的半圆形凹陷，称为"菱形窝"，系肋锁韧带（菱形韧带）附着部位，应与骨质破坏相区别。

（4）胸骨。由胸骨柄、胸骨体和剑突构成，胸骨柄与胸骨体相连处向前突起形成角度称胸骨角，是第 2 前肋水平的标志。在正位片上，胸骨大部分与纵隔阴影重叠，胸骨柄的两侧缘可突出于纵隔阴影之外，应与纵隔内病变或肺内病变相区别。

（5）胸椎。正位片上胸椎和纵隔影相重叠。上部 4 个胸椎清楚可见，心脏后部的胸椎仅隐约可见。胸椎横突可突出于纵隔影之外，应与纵隔内增大的淋巴结相区别。

2. 软组织

胸廓软组织在 X 线胸片上可显示不同密度影像，于后前位胸片上可见到如下正常软组织结构。

（1）皮下脂肪。比皮肤密度低，透亮。从其影像厚度上可以推测被测者的营养状况。

（2）胸大肌。两侧胸大肌位于两肺中野外侧，显示密度均匀的扇形致密影，外下缘清楚，向外上伸延至腋窝，尤其是男性体力劳动者，胸大肌影像更为明显。

（3）胸锁乳突肌。在两肺尖内侧形成外缘锐利的均匀致密阴影，如投照位置不正或颈部向一侧偏斜均可使左右阴影不对称，易误为肺尖部病变。

（4）锁骨上皮肤皱褶。为锁骨上皮肤和皮下组织的投影，与锁骨平行，呈中等密度的薄层软组织阴影，厚度常在 2 mm 至 1 cm。

（5）女性乳房和乳头。妇女乳房在两肺下野形成密度增高的半圆形阴影，有时两侧发育不等，其大小与密度均可不同。在斜位观察时乳房阴影常与心脏前缘重叠，应引起检查者的注意。如一侧乳房发育不良或手术切除后，则肺野透亮度增加，可采取侧位或斜位透视与肺内病变相鉴别。乳头在肺下野可呈对称性边缘清楚的小圆形致密影，一侧显影者可于透视下确定。

（6）伴随阴影。在肺尖部，位于第 1、第 2 后肋下缘，1 ～ 2 mm 宽的线状阴影，为胸膜在肺尖部的反折处及胸膜处肋骨下软组织所形成。

（二）管和支气管

1. 气管

气管起于喉部环状软骨下缘（相当于第 6 ～ 7 颈椎平面），经颈部和上纵隔的正中垂直向下进入胸腔。左侧为主动脉弓，稍向右偏。在第 5 ～ 6 胸椎水平分成左、右主支气管。右侧主支气管颇似气管的直接延伸，同体轴中线所形成的角度较左侧者小。左、右主支气管下壁交接处形成气管隆嵴，其角度为 60° ～ 85°，一般不应超过 90°。

2. 支气管及其分支

右主支气管长 1 ～ 4 cm，与气管长轴呈 20° ～ 30°；左主支气管长 4 ～ 7 cm 与气管长轴呈 40° ～ 50°。两侧主支气管分别分出肺叶支气管，继而又分出肺段支气管，经多次分支，最后分支为终末细支气管。各叶段支气管的名称与相应肺段一致。

（三）肺

肺位于胸腔内纵隔的两侧，底面向下，尖端向上，似圆锥体。右肺较左肺体积大，左肺长径大于右肺。

1. 肺野

纵隔两侧密度较均匀一致的透亮区称为肺野。为便于说明肺部病变的位置，通常在第 2、第 4 肋骨前端下缘划一水平线，将其横向划分为上、中、下肺野。肺炎与锁骨下区合称为肺上野，由此至第 4 肋骨前端下缘水平为肺中野，以下为肺下野。

此外，肺野纵行分为内、中、外 3 个带。内 1/3 为内带，包括肺门阴影。中 1/3 为中带，可见明显的肺纹理。外 1/3 为外带。肺野的透亮度与胸廓结构及胸壁软组织厚度和呼吸运动有关。体胖和健壮者透亮度低，瘦弱者透明度高；深吸气时透亮度增加，下野尤为显著，但平静呼吸下透亮度无明显变化。

2. 肺叶

肺叶由肺间胸膜分隔而成，右肺分为上、中、下 3 叶；左肺分为上、下 2 叶（左肺上叶相当于右肺上叶、中叶之和）。正位时肺叶之间相互重叠，部分肺下叶位于心脏与膈的后面，被其所掩盖。

（1）右肺。有2个叶间裂，即主裂（斜裂）与横裂（水平裂）。主裂在侧位胸片易于显示，它的起点约与第5肋骨后端同高，向前向下多在前肋膈角后方2～3 cm处与膈相交。主裂的后方为下叶，前方为上叶和中叶。侧位时横裂始于主裂的中部，向前并略向下，止于前胸壁；正位则始于肺门的中点，水平向外达侧胸。

（2）左肺。通常只有一个裂隙，相当于右肺之主裂，左肺的主裂后端比右侧者稍高，其前下端止于肺的前下角处。

（3）副叶。为肺的先天性变异，常见的副叶有下副叶和奇叶。①下副叶。亦称心后叶，发生率为6%～10%，以右侧多见。其叶间裂自膈内侧开始，向上、向内斜行到达肺门。正位片上此裂显示为一弧形细线条影，起自膈面由外下方行至内上方，常可在膈面形成轻微幕状突起。下副叶的形态呈楔状，底部靠膈，尖端指向肺门，位于下叶的前内部，大小不一。下副叶常为支气管扩张和先天性肺囊肿的好发部位。②奇叶。系胚胎发育时奇静脉异常移行，上肺叶的内侧部分即为奇叶，其大小随奇静脉的位置而异。奇副裂在正位片上为一弧形条状阴影，呈纵行走向，突面向外，止于肺门上方，终端呈一倒置的逗点状。

3. 肺门

肺门影是肺动脉、肺静脉、支气管及淋巴组织的总合投影，肺动脉和肺静脉的大分支为主要组成部分，尤以肺动脉为主。

（1）正位肺门阴影。在正位胸片上，两侧肺门阴影的大小与密度大致相似。在肺门附近有时可以见到血管的断面，呈致密的小圆点影，直径2～3 mm，并与支气管断面的环形影伴行。①右肺门。分为上下两部，上部由上肺静脉干、上肺动脉及下动脉干后回归支所构成，右上肺静脉干即是右肺门上部的主要成分。下部由右肺下动脉干构成，沿中间支气管外缘平行地向外下走行。肺门上、下两部之间的较钝夹角称肺门角。②左肺门。主要由左肺动脉及其分支和上肺静脉及其分支所构成。上部由左肺动脉弓及其尖后支和前支以及上肺静脉的尖后静脉、前静脉构成，呈半圆形或逗点状阴影，下部由左下肺动脉及其分支构成，大部分为心影所掩盖。

（2）侧位肺门阴影。两侧肺门大部分重叠，右侧肺门略偏前，似逗号状，前缘为上肺静脉干，后上缘为左肺动脉弓，向下延长的阴影由两下肺动脉干构成。对于侧位肺门影像的分析，必须以体层像为基础，参照肺血管造影进行分析。

4. 肺纹理

两肺纹理呈树枝状阴影，由肺门向外呈放射性分布。正常时止于脏层胸膜下1～2 cm处。

肺纹理是由肺血管、支气管及淋巴管的阴影所组成，其中主要是肺血管分支的影像。肺动脉阴影浓而清晰，常与支气管伴行。肺静脉影粗而淡，其走行不规则。胸部正位片中，下部肺纹理较上部者粗。右下肺内带所见肺纹理较粗大，而不锐利，呈水平方向分布，是下肺静脉的投影。

（四）胸膜

胸膜分为脏层和壁层，包绕于肺脏表面的一层为脏层胸膜，与胸壁、纵隔及横膈相贴为壁层胸膜，两层胸膜之间为潜在的胸膜腔。正常胸膜菲薄，在X线上不显影，如胸膜显影则属病理改变。但在以下部位正常胸膜可以显示。

1. 胸膜反折部

肺尖和两侧肋骨腋缘中下部，因胸膜反折可见伴随阴影。

2. 横裂和斜裂

摄片时，X线束与叶间裂平行，则可见其呈细线样致密影像。

3. 胸椎旁线

过度曝光的正位片上，可见纵隔胸膜反折影，于胸椎左侧，降主动脉内侧，为起自主动脉弓下，止于膈肌，与胸椎外缘平行的线条影，又称脊柱旁线。

4. 纵隔、食管胸膜线

在高千伏后前位胸片和质量较好的普通胸片上可显示前纵隔线、后纵隔线及食管胸膜线。

（五）纵隔

纵隔位于两肺的中间，前为胸骨，后为脊柱，上自胸廓入口，下至膈肌。纵隔主要由心脏、大血管、气管、食管、淋巴组织、胸腺、神经及结缔组织等构成，于胸部正位片上形成致密的中央阴影。

1. 纵隔分区

为便于描述与分析病变性质，可将纵隔划分为 9 个区。

（1）前后方向划分。胸骨之后，心脏、升主动脉和气管之前狭长的倒置三角形区域为前纵隔；心脏、主动脉弓、气管、肺门和食管所占据的范围为中纵隔；食管之后及脊柱旁沟区为后纵隔。

（2）上下方向划分。依第 4 胸椎下缘与胸骨柄下缘之间的连线和肺门下缘的水平线，将前、中、后纵隔各分为上、中、下 3 个部分。

2. X 线表现

在标准后前位胸片上，右上纵隔的边缘由上腔静脉和右头臂静脉所组成。右肺尖内缘相当于第 2、第 3 后肋间隙处，为右锁骨下动脉所形成。左上纵隔主动脉弓以上主要为左锁骨下动脉的影像。老年人主动脉弓延长、纡曲，使主动脉增宽而组成右上纵隔边缘的一部分。两侧心膈角可因脂肪组织充填而变钝，以左侧较明显，肥胖体型尤为显著。

纵隔的阴影极易受体位或呼吸的影响，在卧位或呼吸时，纵隔变宽而短，立位或吸气时变窄而长，尤以小儿明显。

（六）膈肌

膈肌为一薄的腱膜肌，位于胸、腹腔之间。横膈呈圆顶状，一般右膈顶在第 5 肋间前端至第 6 前肋间水平，相当于第 9 或第 10 后肋骨平面，通常右膈比左膈高 1 ~ 2 cm。两侧膈顶均靠近内侧，逐渐向外下方倾斜，与胸壁间形成锐利的肋膈角，内侧与心脏形成心膈角。

平静呼吸时膈肌运动幅度为 1 ~ 2 cm，深呼吸时可达 3 ~ 6 cm，两侧膈肌动度大致相等。肋膈角吸气时较钝，呼气时尖锐。人体直立时膈位最低，平卧时略高。膈肌的位置因体型而异，矮胖者较高，瘦长者则较低。吸气时，右膈一般位于第 10 后肋水平，相当于第 6 肋前端水平，左膈较右膈低 1 ~ 2 cm。

膈肌的正常变异可使其形态、位置和运动发生改变，右膈的内前部分可出现一局限性半网形隆起，吸气时明显，深呼气时可减小，甚至消失，称为局限性膈膨升。有时深吸气时横膈可呈波纹状，称波浪膈，与膈粘连相区别。

第二节　肺部炎症

一、大叶性肺炎

（一）X 线诊断要点

X 线征象较临床症状出现为晚，X 线表现与病理分期有关。

1. 充血期

初期无明显异常。一般常在发病 6 ~ 12 h 后出现 X 线征象，表现为病区肺纹理增浓，肺野透亮度略减低，有时病区周围可出现极淡的云雾状阴影。

2. 实变期

相当于病理上的红色和灰色肝样变期。典型表现为病变区呈均匀密实阴影。其形态、范围与受累肺段、肺叶完全符合。由于抗生素的广泛应用，大叶肺炎以肺段形式出现者日益增多，实变阴影呈现一个肺段的解剖形态和范围，其近胸膜一边常显示清楚、平直，其余则模糊不清。

病变的叶间裂可稍突。如病变内伴有肺不张，也可略小于正常，叶间裂稍凹。若有少量胸膜渗出液，则可见肋膈角变钝。由于含支气管与实变肺组织相互衬托，有时可显示空气支气管征。

3. 消散期

实变阴影的密度逐渐减低，呈散在斑片状阴影。进一步吸收，仅出现条索状阴影或完全恢复正常，少数病例可演变成机化性肺炎或慢性肺化脓症。

（二）读片

图 5-1，大叶性肺炎，男，10 岁，于右肺中叶可见大片样密度增高影，密度均匀，上缘清晰。

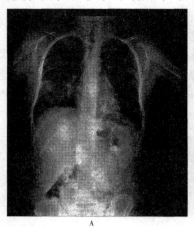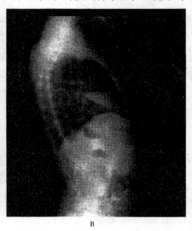

图 5-1　大叶性肺炎

A. 正位；B. 侧位

（三）临床联系

本病好发于青壮年，冬春季发病较多。患者发病急骤，高热、寒战、胸痛、气急等为常见症状。吐铁锈色痰则为本病的典型临床表现。严重者可出现休克。

二、支气管肺炎

（一）X 线诊断要点

支气管肺炎 X 线表现比较复杂，基本上是呼吸性细支气管炎伴有小叶性的实质浸润、肺不张和肺气肿的综合反映。

1. 斑片状小病灶阴影

斑片状小病灶阴影是支气管肺炎的主要诊断依据。多数于发病第一天即出现，病灶直径 2 ～ 5 mm，中心致密，边缘模糊，大小不等，沿肺纹理散在分布，以中、下肺野内中带较密集。长期卧床患者的坠积性肺炎则多见于脊柱旁沟区和两肺下野。晚期，小病灶更加密集重叠或融合，可形成较大的片状阴影，但其密度仍保持不均匀的多中心融合的特征。

2. 小叶性肺不张和小叶性肺气肿

表现为边界清楚、密度较高的小三角形或斑点状致密影和泡性小透亮区，常掺杂在小病灶影之间。以幼儿出现率较高，诊断意义较成年人尤为重要。

3. 肺门影

肺门阴影密度增高，肺纹理增浓，结构模糊不清。有时肺门区有结节状致密影。这是经常伴随的血管、支气管周围炎和淋巴结炎的综合反映。

4. 急性期

常伴有明显的呼吸功能障碍征象，如膈肌运动和肺呼吸透亮度差、减低等。

（二）读片

图 5-2，支气管肺炎。男，2 岁，双肺纹理增多紊乱，沿肺纹理走行可见多数小点片状密度增高影。

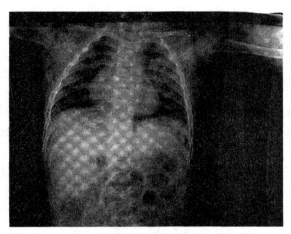

图 5-2　支气管肺炎

（三）临床联系

本病多并发于麻疹、百日咳、猩红热等急性传染病，幼儿、老年人易感。常表现为高热、咳嗽、咳泡沫状黏液脓性痰，严重者可有呼吸困难、发绀。

三、支原体肺炎

（一）X 线诊断要点

X 线表现很不典型。多数患者病变局限于 1 个或 2 个肺段，以下叶多见。

1. 局限性肺纹理增浓

早期为肺间质性炎症改变，表现为病变区肺纹理增浓，边界模糊，有时伴有网织状阴影，或较淡的斑点状阴影。常呈肺段分布。

2. 肺门周围炎

表现为单侧肺门阴影增大，结构模糊，边界不清。

3. 肺泡实质性浸润灶

以节段性分布较多，表现为一较大的云絮状片状阴影，有的呈小叶性分布，呈现多个小斑片状阴影，形如支气管肺炎。有的呈底边与肺门阴影相延续，而向肺野伸展的扇形阴影，病变密度一般较淡，边缘模糊。但也偶有表现为粟粒样病变或密度较浓，边缘较清晰，类似团块状病变者。病变一般 2 周左右开始吸收，如无继发感染，吸收后不留痕迹。

（二）读片

（图 5-3），男，1 岁，两肺透过度减低，呈磨玻璃样改变，双侧肺门影模糊。

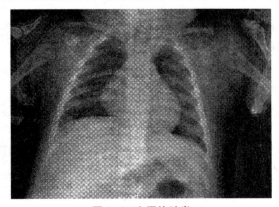

图 5-3　支原体肺炎

（三）临床联系

本病发病多在冬春之交合夏末秋初，好发于青壮年。轻重不一，有的无自觉症状，仅在胸痛透视时发现，有的也可高热。一般表现轻微发热、咳嗽、胸闷、头痛、咳黏稠痰、疲乏感等。

四、流感病毒性肺炎

（一）X 线诊断要点

1. 单纯流感性肺炎

肺门阴影增大、模糊，肺门上极周围及肺上野纹理增浓、增多或呈网状影，而两肺下野透亮度增强，呈急性肺膨胀状态，此为间质性炎症的反应。主要见于婴幼儿，有的同时伴有心脏普遍性增大。

2. 严重病例或继发细菌感染

出现大小不等的实质性病灶阴影。有的在肺上野纹理增浓区出现斑点状影；有的呈现类似支气管肺炎的小叶性病变；甚至可有节段性或大叶性病变。一般说实质性病变阴影越多，越应考虑为混合性感染。病变的性质及分布，一般取决于混合感染的致病菌。如链球菌感染常为粟粒样病变；肺炎双球菌感染常呈肺段性或大叶性实变；葡萄球菌感染则常伴有肺气囊等。这些病变的吸收一般较慢，在临床复原后，常可持续 1 ~ 2 个月。

（二）临床联系

本病以婴幼儿和少年儿童并发率高，年龄越小影响越重。一般是在流行性感冒发病 4 ~ 5 d 后，即感觉好转时重新出现症状。患病儿常急性发作，先有发热，鼻咽炎或气管炎，引起呼吸困难、咳嗽及咳痰。听诊有湿性啰音。

五、腺病毒肺炎

（一）X 线诊断要点

（1）肺纹理增浓、模糊。初期纹理走向尚规则，后期间质炎症转为纤维化时则显示紊乱。

（2）肺炎性浸润，密度较淡而均匀，边界模糊，有时伴有条状或斑点状阴影，多分布于下肺野和内侧带。严重者小病灶可迅速融合成大病灶或扩及一叶大部，呈密集的大片状阴影，形如大叶性肺炎。病变周围的肺野可有明显的肺气肿或肺不张，偶有心脏增大。

（3）肺门阴影增大，或见有增大淋巴结的结节状阴影。

（二）临床联系

本病好发于 6 个月至 4 岁的儿童，以 6 ~ 18 个月者多见，营养不良婴幼儿易感。一般发病急骤，中毒症状较一般非化脓性细菌性肺炎为重，体征亦较明显。有高热、嗜睡、萎靡及阵发性痉挛性咳嗽等。严重者有呼吸困难，明显发绀，并有心血管和中枢神经系统功能失调等症状。

六、麻疹肺炎

（一）X 线诊断要点

麻疹时肺部改变一部分是由麻疹病毒引起的麻疹肺炎；一部分是在麻疹病理基础上的细菌性继发感染，即麻疹并发肺炎。幼儿多见。

1. 麻疹肺炎

X 线表现与一般间质性肺炎相似，可分 3 种类型。

（1）网织型。或称细支气管炎型。由于间质性浸润，两肺广泛的网状阴影，肺纹理增强、模糊。间质性炎症是其主要病理基础。

（2）网织小结节型。或称细支气管炎伴粟粒状支气管肺炎型。表现为两肺广泛的网状阴影，伴有针尖大小的结节状阴影。系间质性改变伴肺泡性炎症及泡性肺不张的反映。

（3）网织、浸润型。表现为密度较淡、均匀、边缘不清的云雾状阴影。浸润病灶的产生系肺不张及肺泡炎症进展的结果。

以上 3 种类型可随病程演变而发展，约持续 2 周后开始吸收。肺门淋巴结可有轻至中度增大，但一般仅表现为肺门阴影增浓。

2. 麻疹并发肺炎

一般取决于混合感染致病菌的种类，常见者有 2 种类型。

（1）间质性肺炎伴小叶性肺炎。除以上间质性改变外，尚有密度深浓、边缘模糊的小斑片状阴影，沿支气管分布，以两肺下野内带居多。

（2）间质性肺炎伴病灶融合性肺炎。病变互相融合成大病灶，甚至呈节段性大叶性肺实变，广泛分布于两肺的内中带。病灶区内可见到散在分布的肺气肿征象，显示为小条状或圆形透亮区。

麻疹并发肺炎吸收缓慢，吸收后常产生支气管扩张。如并发肺大疱、纵隔气肿及气胸等并发症，则产生相应的 X 线改变，从而使本病 X 线表现更加复杂化。

（二）临床联系

本病多见于幼儿，初期症状与严重麻疹呼吸道感染的临床表现无法区别，也可能在发疹性退热后体温重新上升而发病。一般有发热、气急、咳嗽、呼吸困难、胸痛、烦躁不安等。

七、机化性肺炎

（一）X 线诊断要点

本症是肺部外特征性炎症未能彻底治愈的结果。肺炎一般经 2 ~ 4 周的有效治疗即可消散，如超过此限仍未消散，称为未消散性肺炎。根据炎症消散和纤维化的程度，进而又可转化为机化性肺炎及炎性假瘤。

1. 未消散性肺炎

由于急性炎症的消退，肺内片状阴影的边缘较急性期略清晰，但仍较模糊，并有少量条索状阴影出现，病变周围的胸膜反应较明显。

2. 机化性肺炎

由于纤维组织的逐渐增生收缩，可见病变范围逐渐缩小，密度更加致密，轮廓日益清晰，周围条索影更加增多。持续一定时间后，其大小、形态趋向稳定，即成为机化性肺炎。病变节段或肺叶常有萎缩现象，周围肺组织常有代偿性肺气肿。邻近叶间裂向病侧移位，附近胸膜明显增厚。

3. 炎性假瘤

基本上是机化性肺炎的后期阶段。X 线显示为较明确的瘤样团块状阴影，多为单发，也可多发。呈圆形、椭圆形、哑铃形或三角形，密度较高，边缘大多光滑清晰，有的有长条索影伸向肺野。少数假瘤可显示空洞、囊腔或钙化。假瘤发展甚为缓慢。

（二）读片

（图 5-4），机化性肺炎手术后。男，53 岁，两肺纹理增多紊乱，交织成网，右肺中叶片状密度增高影。

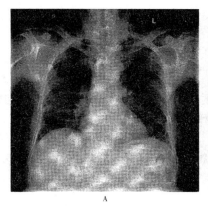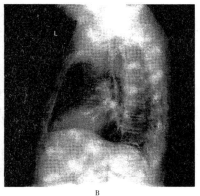

图 5-4　机化性肺炎手术后
A. 正位；B. 侧位

（三）临床联系

本病成年人多见，女性居多。可无任何症状，也可有胸闷、胸痛、低热、咳嗽、咳浓痰或血丝痰等症状。化验检查一般无特异性发现。病程一般较长，可有肺部炎症病史。

八、间质性肺炎

（一）X线诊断要点

1. 弥漫性不规则的纤细条纹阴影，自肺门向外伸展，边缘较清晰，相互交织成细网状，增厚越显著网影越粗糙，其间夹杂有小点状致密阴影（肺不张）或小透亮区（肺气肿）。病变以肺门周围和下肺野较明显。肺野透亮度均匀地减低、模糊。

2. 肺门阴影增浓增大，结构紊乱模糊，有时可见到增大的淋巴结。

3. 婴幼儿患者常有明显的具有特征性的急性肺膨胀表现，肺野透亮度增加，肋间肺膨出、膈下降、动度减低、肋膈运动失调，肺呼吸运动透亮差减低。

4. 长期反复的支气管感染常表现为广泛散布的绳索状或粗网状阴影，粗糙，致密，肺纹理增加，分布紊乱，甚至可达蜂窝肺的程度。多见于成年人继发的慢性间质性肺炎。

（二）读片

（图5-5），间质性肺炎。男，89岁，双肺纹理增多紊乱，交织成网，两肺散在片状密度增高影，肺门结构紊乱。慢支气肿，双肺弥漫性间质性病变。

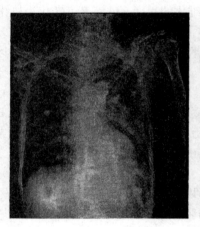
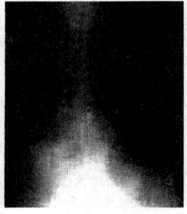

图5-5　间质性肺炎

（三）临床联系

间质性肺炎分急性和慢性2种。在婴幼儿多发生于麻疹、百日咳、流行性感冒等病。慢性者多继发于肺和支气管的慢性疾病。

九、吸入性肺炎

（一）X线诊断要点

1. 急性肺水肿

初为两肺广泛性肺纹理增强、模糊，继而有密度较淡的片状云雾状阴影自肺门向外扩散，并以两肺内中带明显，形如蝶翼，而两肺尖、外带和肺底部清晰。

2. 阻塞性肺气肿和肺不张

病变区局限性透亮度增加和致密的三角形、条状或不规则的阴影。可与其他征象并存，也可为早期征象单独出现。

3. 支气管肺炎

表现为散在性小斑片状阴影，中央较浓、边缘模糊，以中下野较多见。如系单侧多见于右侧。

4. 纤维化、肉芽肿及"石蜡瘤"

此为类脂质性肺炎的慢性阶段表现为两肺基底部密度增加、紊乱的线状阴影，正常肺纹理结构不清，并有细小散在的粟粒状阴影，夹杂于线状阴影周围。所谓"石蜡瘤"为孤立的边缘较模糊的圆形致密阴影，直径 2 ~ 3 mm。有时肺门阴影增浓并有结节状增大淋巴结。应与周围型肺癌相区别。

5. 肺脓肿

慢性吸入性肺炎极易发生细菌性感染，在病变区内形成肺脓肿，可呈急性表现或慢性经过。一般表现为团絮状浓密阴影，如与支气管相通则可见脓腔及液平面。并常有广泛的间质性纤维化及肺不张。

（二）读片

（图 5-6），吸入性肺炎。男，72 岁，脑血管病急性发作，有误吸史。两肺中下野纹理增重模糊，左肺可见片状密度增高影，肺门影模糊、增大，左膈幕状粘连。

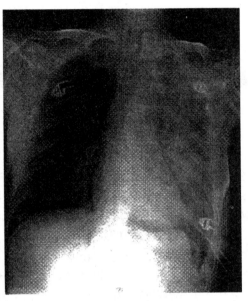

图 5-6 吸入性肺炎

（三）临床联系

吸入性肺炎是呼吸道吸入异物引起的肺部炎症性病变，多发生于婴幼儿及久病体弱的老年人。

第六章 腹部磁共振检查

第一节 检查方法与正常影像

一、检查方法

患者取仰卧位，做肝胆胰扫描中心对剑突，检查前勿进食，以防掩盖病变。腹部的 MRI 检查一般选用体部线圈，必要时对病变区使用表面线圈，以获得清晰的图像。横轴位扫描为腹部各脏器检查的基本方法，根据病情诊断需要选用矢状、冠状及斜位扫描。扫描序列及参数依所选用的机型和软件而异，但无论何种机型和软件，均必须做相同层面的 T_1 和 T_2 加权像。腹部参与呼吸运动，为了减少腹部运动产生伪影，常用压迫法限制腹部运动，亦可选用预饱和技术和屏气扫描方法。腹主动脉内流速很快的血流也会产生伪影，应使用流动补偿，使流动的血流不产生 MR 信号，消除其伪影。在可能的情况下，通过改变相位编码方向，使伪影不致重叠到病变区影像上，胃肠蠕动伪影尚无理想解决办法。Gd-DTPA 增强 MRI 扫描视诊断需要而定，通常应在注射造影剂后 10 ~ 12 min 之内完成扫描，而且只做 T_1 加权多方位扫描。肝脏动态增强扫描可在注药后 2 min、5 min、8 min、10 min、12 min 屏气状态扫描，几次扫描参数相同，高档 MR 机可选用动态扫描序列。胰腺需做 5 mm 薄层扫描，无间距。胆道 MRI 检查方法与肝、胰基本相似。磁共振胆胰管成像（MRCP）为胆胰系疾病的影像学诊断开辟了一条新的途径，其基本原理是利用体内的液体作为天然对比剂，在重度 T_2 加权序列的 MR 图像上，静态或缓慢流动的液体（胆胰液）呈高信号，而实质脏器或快速流动的血液呈低或无信号，白色的高信号的液体在黑色低信号背景的衬托下显示清晰。MRCP 检查以常规横断面图像定位，作冠状面 TSE 序列的连续多层面重 T_2 加权扫描，原始图像以冠状面最大强度投影法（MP）进行三维重建，MRCP 具有无创性，检查安全简便，不需对比剂和 X 线照射、图像类似于直接胆胰管造影片，并可多方位旋转多角度观察等诸多优势。

二、正常 MRI 影像表现

大部分腹部组织器官的磁共振信号强度呈中等强度，在周围脂肪组织的高信号强度对比下，易于观察。肝脏的信号强度在 T_1WI 上较脾高，而在 T_2WI 上低于脾脏，肝叶和肝段由肝静脉和含有脂肪组织的叶间裂分开，门静脉大部分检查为信号流空影像。胰腺主要在横切位上，其信号强度呈黑白相间的稍高于肝脏的中等信号强度。胆囊显示为肝右下窝中的囊性结构，在 T_1WI 上呈低信号，T_2WI 上信号强度明显增高。部分胆汁内含有高浓度胆固醇物质，在 T_1WI 上呈较高信号强度。肝内胆管在 MRI 检查时不显影，肝外胆管及胆囊管仅见于少部分患者。胆总管见于门静脉前，呈环状影。

第二节　肝硬化

一、概述

肝硬化是以广泛结缔组织增生为特征的一类慢性肝病，病因复杂，如肝炎、酒精和药物中毒、淤胆瘀血等，国内以乙肝为主要病因。

肝细胞大量坏死，正常肝组织代偿性增生形成许多再生结节，同时伴肝内广泛纤维化致小叶结构紊乱，肝脏收缩，体积缩小。组织学上常见到直径 0.2 ～ 2 cm 的再生结节。肝硬化进而引起门脉高压、脾大、门体侧支循环建立以及出现腹水等。

二、临床表现（图 6-1 ～图 6-2）

早期肝功能代偿良好，可无症状，以后逐渐出现一些非特异性症状，如恶心、呕吐、消化不良、乏力、体重下降等；中晚期可出现不同程度肝功能不全表现，如低蛋白血症、黄疸和门静脉高压等。

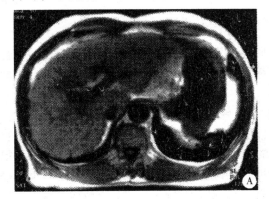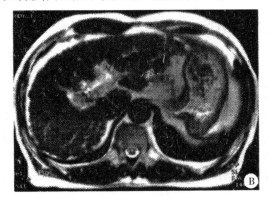

图 6-1　肝硬化

男性，70 岁。T_2WI 显示（B）肝表面呈波浪状，肝内血管迂曲、变细，门静脉主干增宽。T_1WI（A）显示迂曲的血管和门静脉呈低信号

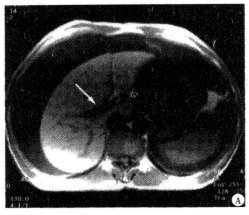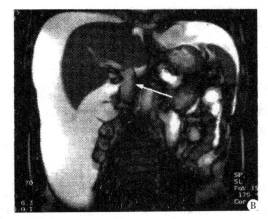

图 6-2　肝硬化、腹水

男性，52 岁。T_1WI（A）显示肝脏体积缩小，腹水呈低信号。T_2WI（B）肝内信号无异常，门静脉增粗（↑），腹水呈高信号

三、MRI 表现

MRI 检查可以充分反映肝硬化的大体病理形态变化，如肝脏体积缩小或增大，左叶、尾叶增大，各叶之间比例失调，肝裂增宽，肝表面呈结节状、波浪状甚至驼峰样改变。单纯的肝硬化较少发现信号强度的异常，但并发的脂肪变性和肝炎等可形成不均匀的信号，有时硬化结节由于脂变区的甘油三酯增多，

在 T_1WI 上出现信号强度升高。无脂肪变性的单纯再生结节，在 T_2WI 表现为低信号，其机制与再生结节中含铁血黄素沉着或纤维间隔有关。肝外改变可见腹水、肝外门静脉系统扩张增粗、脾大等提示门静脉高压征象，门脉与体循环之间的侧支循环 MRI 亦能很好地显示。

四、诊断要点

1. 有引起肝硬化的临床史，不同程度肝功能异常。
2. MRI 示肝脏体积缩小，肝各叶比例失调，肝裂增宽，外缘波浪状，有或无信号异常。
3. 脾大、腹水、门静脉系统扩张等。

五、鉴别诊断

需与肝炎、脂肪肝和结节性或弥漫性肝癌鉴别。

第三节　原发性肝癌

一、概述

原发性肝癌为我国常见的恶性肿瘤之一，我国恶性肿瘤的发病率，肝癌在男性居第三位，女性居第四位。近年来世界肝癌发病率有上升趋势，每年死于肝癌者全球约 25 万人，我国约 10 万人，为此肝癌研究受到广泛重视。

国内肝癌病理协作组在 Eggel 于 1901 年提出的巨块型、结节型和弥漫型三型分类的基础上，结合国内诊治现状，提出下列分类。①块状型：单块状、融合块状或多块状，直径 ≥ 5 cm。②结节型：单结节、融合结节或多结节，直径 <5 cm。③弥漫型：指小的瘤结节弥漫分布于全肝，标本外观难与单纯的肝硬化相区别。④小癌型：目前国际上尚无统一诊断标准，中国肝癌病理协作组的标准是：单个癌结节最大直径 ≤ 3 cm，多个癌结节数目不超过 2 个，且最大直径总和应 ≤ 3 cm。以上分型均可有多发病灶，可能为多中心或主病灶在肝内的转移子灶，在诊断时应予注意。肝癌的细胞类型有肝细胞型、胆管细胞型与混合型，纤维板层样肝癌为肝细胞癌的一种特殊类型。肝癌转移以血行性最常见，淋巴途径其次，主要是肝门区和胰头周围淋巴结，种植性转移少见。我国的肝细胞癌病例 50% ~ 90% 合并肝硬化，而 30% ~ 50% 肝硬化并发肝癌。

二、临床表现

亚临床期肝癌（Ⅰ期）常无症状和体征，常在定期体检时被发现。中、晚期肝癌（Ⅱ~Ⅲ期）以肝区痛、腹胀、腹块、纳差、消瘦乏力等最常见，其次可有发热、腹泻、黄疸、腹水和出血等表现。可并发肝癌结节破裂出血、消化道出血和肝性脑病等。70% ~ 90% 的肝癌 AFP 阳性。

三、MRI 表现

磁共振检查见肝内肿瘤，于 T_1WI 表现为低信号，T_2WI 为高信号，肝癌的瘤块内可有囊变、坏死、出血、脂肪变性和纤维间隔等改变而致肝癌信号强度不均匀，表现为 T_1WI 的低信号中可混杂有不同强度的高信号，而 T_2WI 的高信号中可混杂有不同强度的低信号。有时肿瘤有包膜存在，表现为低于肿瘤及正常肝组织的低信号影，在 T_1WI 上显示清楚。肿瘤周围于 T_2WI 上可见高信号水肿区。肿瘤还可压迫、推移邻近的血管，肝癌累及血管者约 30%，表现为门静脉，肝静脉和下腔静脉瘤栓形成而致正常流动效应消失，瘤栓在 T_1WI 上呈较高信号，而在 T_2WI 上信号较低。静脉瘤栓、假包膜和瘤周水肿为肝癌的 MRI 特征性表现，如出现应高度怀疑为肝癌。注射 Gd-DTPA 后肝癌实质部分略有异常对比增强。小肝癌 T_1WI 信号略低但均匀，T_2WI 呈中等信号强度，注射 Gd-DTPA 后可见一强化晕。肝癌碘油栓塞化疗术后，由于脂质聚积于肿瘤内，T_1WI 和 T_2WI 均表现为高信号；但栓塞引起的肿瘤坏死、液化，则 T_1WI 为低信号、

T_2WI 为高信号。

四、诊断要点

1. 有肝炎或肝硬化病史，AFP 阳性。
2. MRI 检查见肝内肿瘤，T_1WI 呈低信号，T_2WI 信号不规则增高，可呈高低混杂
3. 可见静脉瘤栓、假包膜和瘤周水肿。
4. Gd-DTPA 增强扫描肿瘤有轻度异常对比增强。
5. 可见肝硬化门脉高压征象。

五、鉴别

诊断肝细胞癌需与胆管细胞癌、海绵状血管瘤、肝脓肿、肝硬化结节、肝腺瘤等鉴别。

微信扫码
◆ 临床科研
◆ 医学前沿
◆ 临床资讯
◆ 临床笔记

第七章 运动系统磁共振检查

第一节 检查方法与正常影像

一、检查方法

T_1 加权像上可获得脂肪与肌肉、脂肪与病灶的良好对比，但肌肉与病灶的对比多不明显。T_2 加权像上病灶、肌肉、脂肪及血管的对比良好，显示病变敏感。中度 T_2 加权像上病灶与水肿不易区别的问题，在重度 T_2 加权像上可以得到解决，但增加了检查时间。在关节成像时，质子密度加权和小视野（FOV），可改善关节软骨的显示，提供精细的关节内解剖。

矢状面和冠状面成像显示病灶的轮廓、侵犯范围及与上下关节的关系，给人以整体印象。其中，冠状面更因能提供两侧的直接对比而应用较多。T_2 加权的横断面成像提供了病灶与周围组织的关系、对骨髓的侵犯等情况。为了方便对比，一般至少应在一个方向上进行 T_1 和 T_2 加权成像，但不必在每一个成像方向上都这样做。

四肢和关节 MRI 检查需要特殊的线圈与之相适应。检查时的体位没有特别要求，保持舒适和静止即可。

二、正常 MRI 表现

骨分为长骨、短骨、扁骨和不规则骨，它们的组织构成相同，均由骨皮质、骨松质和骨髓等构成。骨皮质由致密的钙质构成，缺乏氢质子，在任何序列上都呈无信号区，与骨膜（包括骨外膜和骨内膜）形成的低信号区不易分辨，共同组成勾画骨骼轮廓的黑影。骨松质由钙质含量较骨皮质少的骨小梁和骨髓组成，在 T_1 和 T_2 加权像上为高低混合信号，在应力集中的方向上骨小梁增粗、钙质含量增加且排列密集，则成低信号，如股骨颈的股骨矩呈低信号带。骨骺的组成及信号同骨松质。骺板为条状低信号带。骨髓含造血细胞和脂肪组织，水分含量也较多，T_1 和 T_2 加权像上呈高信号。

关节由关节面、关节腔和关节囊构成。关节面为关节软骨覆盖，组织学成分是透明软骨，基质含水分较多，T_1 和 T_2 加权像上呈中等信号。关节腔内少量滑液呈长 T_1 和长 T_2 信号。关节盘由纤维软骨组成，T_1 和 T_2 加权像上呈低信号。关节面皮质、肌腱和韧带为无信号区，与背景中高信号的脂肪形成鲜明对比。关节囊内衬的滑膜呈中等信号。

第二节 半月板损伤

一、正常膝关节 MRI 解剖

MRI 可以显示膝关节的半月板、韧带、透明软骨、关节面、滑膜和关节囊外的组织。熟悉正常的膝关节解剖及不同组织的各种信号特征是正确诊断的基础。

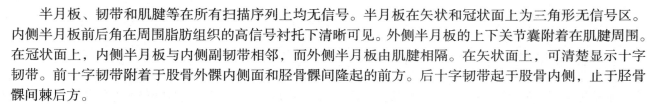

半月板、韧带和肌腱等在所有扫描序列上均无信号。半月板在矢状和冠状面上为三角形无信号区。内侧半月板前后角在周围脂肪组织的高信号衬托下清晰可见。外侧半月板的上下关节囊附着在肌腱周围。在冠状面上，内侧半月板与内侧副韧带相邻，而外侧半月板由肌腱相隔。在矢状面上，可清楚显示十字韧带。前十字韧带附着于股骨外髁内侧面和胫骨髁间隆起的前方。后十字韧带起于股骨内侧，止于胫骨髁间棘后方。

在正常膝关节 MRI 上有几处易与半月板损伤相混淆的结构：

1. 在矢状面和冠状面上，外侧半月板前角与半月板横韧带重叠，形成斜行高信号影。

2. 在冠状面上窝的囊液与半月板后角重叠形成高信号影。

二、损伤机制与病理

半月板的损伤机制在于膝关节运动中所引起的半月板矛盾性运动，以及膝关节运动中的突然性变化。临床多依据解剖特点而分型，即横裂、纵裂、水平裂、边缘裂、混合裂和前后角撕脱等。

半月板内出现黏液变性表现为黏液多糖类物质沉积，严重的损伤半月板基质内有游离的纤维软骨样间隔。

三、临床表现

有膝关节外伤史或职业病史。畸形和功能障碍，少数患者出现关节交锁。体征常可见股四头肌萎缩，局限而固定的压痛。膝关节检查试验阳性等。

四、MRI 表现

MRI 诊断半月板损伤的主要依据是在低信号的半月板内发现高信号缺损。根据 MRI 和组织学上的表现，将半月板损伤分为三度：即 Ⅰ 度半月板损伤为非关节面损伤，病变局限于半月板实质内，在 MRI 上呈局灶性高信号，相当于组织学上 Ⅰ 度退行性变，为局灶性早期黏液变性；Ⅱ 度半月板损伤在 MRI 上可见异常信号从周围向内延伸，但未达到半月板尖端，相当于组织学上 Ⅱ 度退行性变，沿水平方向呈广泛的黏液变性。其虽无纤维软骨撕裂，无论患者有无症状，这种病变终将导致半月板后角撕裂；Ⅲ 度半月板损伤 MRI 上异常信号至少延伸到一端的关节面，相当于组织学上 Ⅲ 度退形性性变，半月板基质内有游离的纤维软骨样间隔。

五、诊断要点

1. 有外伤史或职业病史。

2. 有畸形和功能障碍等症状，局限固定的压痛，膝关节检查试验阳性等。

3. MRI 主要观察半月板的外形、大小及信号强度的改变。较大的损伤表现为半月板正常的三角形形态改变或消失。较小的损伤表现为半月板内高信号并可累及半月板表面。这种高信号改变在 T_1 和质子密度加权上显示最为清楚。

六、鉴别诊断

应与膝关节 MRI 解剖中的结构相鉴别。

第三节　化脓性骨髓炎

一、概述

化脓性细菌感染骨髓、骨质和骨膜而引起的炎症称化脓性骨髓炎，是一种常见病，常反复发作，经年不愈。本病的感染途径有三：

1. 细菌从身体其他部位的化脓性病灶经血流传播至骨骼，称血源性骨髓炎。

2. 由开放性骨折直接感染而引起。

3. 邻近软组织感染直接蔓延到骨髓所致。按病程分为急性和慢性。其中，血源性骨髓炎具有典型的病理变化和临床症状，最为常见，危害也最大，本节着重讲述。

本病可见于任何年龄，10 岁以下好发，男性多见。生长期管状长骨的干骺端是其好发部位，尤易累及胫骨上、下端，股骨下端和肱骨上端等部位。管状长骨的男女发病率为 3.8 ： 10 也可见于骨干、骨膜甚至于骨骺。

最常见的致病菌是金黄色葡萄球菌，其次是溶血性链球菌，绿脓杆菌、肺炎双球菌等都可引起骨髓炎。

生长期管状长骨的干骺端血运丰富，毛细血管弯曲，细菌易于停留而发生血源性感染。感染常常是由骨髓组织开始。早期出现充血、毛细血管通透性增加及水肿，局部很快有白细胞浸润及渗出液。不久，白细胞被细菌及其产物所破坏并被蛋白溶酶溶解，与坏死组织一起形成化脓性病灶。沿骨松质血管和淋巴管或直接向骨干迅速扩展，脓液充满骨髓间隙。周围软组织同样出现充血及水肿。脓液可突破较薄的骨皮质波及骨膜下，沿皮质外扩展，使骨膜与骨干分离。骨膜内层受到刺激开始出现成骨反应。血源性骨髓炎的病理特点是骨质破坏、坏死和新骨形成相互并行。早期以破坏、坏死为主，后期以新骨形成为主。

因儿童骺软骨未闭合，对化脓性感染有相当的抵抗力，故化脓性病灶很少能穿破骺板而累及骨骺。但成人骺板已闭合，则失去这种屏障。

二、临床表现

起病急，有明显中毒症状：全身不适，寒战、高热，体温在 39℃ 以上。局部剧痛，皮温升高，有深压痛；当皮肤出现水肿、发红，多表示已形成骨膜下脓肿。脓肿穿破骨膜进入软组织后，压力减轻，疼痛缓解。

化验检查：白细胞计数升高，中性粒细胞升高；血培养可为阳性。

三、MRI 表现

早期骨髓的充血、水肿在 T_2 加权像上表现敏感，为高信号，边界不清；T_1 加权像上为低信号。骨膜下的脓肿表现为液性信号。新生的及硬化的骨质 T_1、T_2 加权均为低信号。皮质性的死骨除硬化骨外，T_1 加权呈低到高信号；T_2 加权为高信号。Gd-DTPA 增强，呈对比性强化。

急性骨髓炎的早期诊断对治疗和预后有决定性的意义。起病 10 ~ 14 dX 线片常无明显异常。CT 较之可提早发现病灶。核素扫描过去认为较为敏感，起病后 48 h 即可显示。MRI 的敏感性更高于核素扫描，虽其信号不具有特异性，但结合临床资料，做到早期诊断是完全有可能的。

四、诊断要点

1. 儿童，急性起病，有寒战、高热等全身中毒症状。

2. 局部持续剧痛，深压痛。

3. 白细胞计数升高。

4. MRI 表现为干骺端及骨髓中 T_2 加权边界不清的高信号，T_1 加权低信号。周围软组织呈水肿信号。Gd-DTPA 增强为对比性强化。

五、鉴别诊断

（1）软组织感染。临床症状相似，但 MRI 上不累及干骺端和骨髓。

（2）骨恶性肿瘤特别是尤文肉瘤，临床可有发热、白细胞计数升高，但尤文肉瘤放射治疗颇为敏感，而且主要累及骨干，MRI 上 T_1 加权呈大片均匀低信号，边界较清，看不见脓液，但有软组织肿块。

第八章 中枢神经系统疾病的CT诊断

第一节 正常头颅CT表现

一、颅骨及空腔

颅骨为高密度，颅底层面可见低密度的颈静脉孔、卵圆孔、破裂孔等。鼻窦及乳突内气体呈低密度。

二、脑实质

分大脑额、颞、顶、枕叶及小脑、脑干。皮质密度略高于髓质，分界清楚。大脑深部的灰质核团密度与皮质相近，在髓质的对比下显示清楚。尾状核头部位于侧脑室前角外侧，体部沿丘脑和侧脑室体部之间向后下走行。丘脑位于第三脑室的两侧。豆状核位于尾状核与丘脑的外侧，呈楔形。尾状核、丘脑和豆状核之间的带状白质结构为内囊，分为前肢、膝部和后肢。豆状核外侧的带状白质结构为外囊（图8-1）。

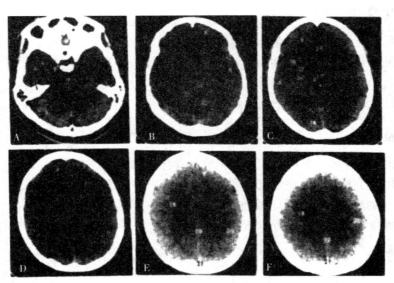

1. 海绵窦；2. 小脑蚓部；3. 小脑半球；4. 枕内隆突；5. 颞骨岩部；6. 颞叶；7. 延髓；8. 额叶；9. 丘脑；10. 内囊后肢；11. 尾状核头部；12. 豆状核；13. 大脑大静脉池；14. 枕叶；15. 胼胝体压部；16. 外囊及岛叶；17. 透明隔；18. 放射冠；19. 大脑镰；20. 顶叶；21. 上矢状窦；22. 小脑幕；23. 四叠体池；24. 下丘；25. 侧裂池；26. 侧脑室中央部

图8-1　A～F为脑实质正常CT扫描显示

三、脑室系统

包括双侧侧脑室、第三脑室和第四脑室,内含脑脊波,为均匀水样低密度。双侧侧脑室对称,分为体部、三角部和前角、后角、下角。

四、蛛网膜下隙

包括脑沟、脑裂和脑池,充以脑脊液,呈均匀水样低密度。脑池主要有鞍上池、环池、桥小脑角池、枕大池、外侧裂池和大脑纵裂池等。其中鞍上池为蝶鞍上方的星状低密度区,多呈五角形。

五、正常钙化

成人颅内生理性钙斑包括松果体与缰联合钙化、脉络丛球钙化,40 岁以后出现苍白球钙化和 60 岁以后大脑镰钙化。

六、增强扫描

正常脑实质仅轻度强化,血管结构直接强化,垂体、松果体及硬膜明显强化。

七、脑动脉系统

临床上习惯于把脑动脉分为颈内动脉和椎 – 基底动脉系。两者均从颅底入颅,入颅后颈内动脉分左右两侧,左右椎动脉很快合并成一条基底动脉,并延续为左右大脑后动脉。颈内动脉入颅后根据走行位置,分为岩骨段、海绵窦段、膝段、床突上段和终段,海绵窦段、膝段、床突上段通常合称虹吸部,膝段称为虹吸弯。颈内动脉的重要分支有眼动脉、后交通动脉、脉络丛前动脉、大脑前动脉和大脑中动脉。椎动脉重要颅内分支有脑膜支、脊髓后动脉、小脑后下动脉和延髓动脉。

第二节　基本病变 CT 表现

一、平扫密度改变

1. 高密度病灶见于急性血肿、钙化和富血管性肿瘤等。
2. 等密度病灶见于某些肿瘤、慢性血肿、血管性病变等。
3. 低密度病灶见于炎症、梗死、水肿、囊肿、脓肿等。
4. 混合密度病灶上述各种密度病灶混合存在。

二、增强扫描特征

1. 均匀性强化见于脑膜瘤、转移瘤、神经鞘瘤、动脉瘤和肿等。
2. 非均匀性强化见于胶质瘤、血管畸形等。
3. 环形强化 见于脑脓肿、结核球、胶质瘤、转移瘤等。
4. 无强化见于脑炎、囊肿、水肿等。

三、脑结构改变

1. 占位效应
自颅内占位性病变及周围水肿所致,局部脑沟、脑池、脑室受压变窄或闭塞,中线结构移向对侧。
2. 脑萎缩
范围可为局限性或弥漫性,皮质萎缩显示脑沟裂池增宽、扩大,髓质萎缩显示脑室扩大。

3. 脑积水

变通性脑积水脑室系统普遍扩大，脑池增宽。梗阻性脑积水梗阻近侧脑室扩大，脑池无增宽。

四、颅骨改变

1. 颅骨病变

颅骨病变有骨折、炎症和肿瘤等。

2. 颅内病变

颅内病变有蝶鞍、内耳道和颈静脉孔扩大，可协助颅内病变的定位和定性诊断。

第三节　颅脑常见疾病 CT 诊断

一、颅脑外伤

颅脑外伤是脑外科常见病，国内统计占损伤的第 1～2 位，为年轻人第一位死因。颅脑外伤多由直接暴力所致，极少可由间接暴力引起。且受力部位不同和外力类型、大小、方向不同，可造成不同程度的颅内损伤，如脑挫裂伤、脑内、外出血等，脑外出血又包括硬膜外、硬膜下和蛛网膜下隙出血。急性脑外伤病死率高。CT 应用以来，脑外伤诊断水平不断提高，极大降低了病死率和病残率。

（一）脑挫裂伤

1. 病理和临床概述

脑挫裂伤是临床最常见的颅脑损伤之一，包括脑挫伤和脑裂伤。脑挫伤是指外力作用下脑组织发生局部静脉瘀血、脑水肿、脑肿胀和散在的小灶性出血。脑裂伤则是指脑膜、脑组织或血管撕裂。二者常合并存在，故统称为脑挫裂伤。

2. 诊断要点

CT 表现为低密度脑水肿区内，散布斑点状高密度出血灶。小灶性出血可以互相融合，病变小而局限时可以没有占位效应，但广泛者可以有占位征象（图 8-2）。

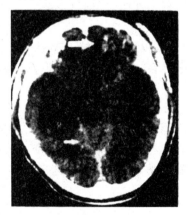

图 8-2　颅脑外伤 2 h 后 CT 检查

大箭头所示为左额叶挫裂伤，小箭头为小脑上池蛛网膜下隙出血

早期低密度水肿不明显，随着时间推移，水肿区逐渐扩大，第 3～5 d 达到高峰，以后出血灶演变为低密度，最终形成软化灶。

3. 鉴别诊断

（1）部分容积效应，前颅底骨可能因部分容积效应反应到脑额叶高密度影，但薄层扫描后即消失。

（2）出血性脑梗死，有相应的临床表现和病史。

4. 特别提示

CT 可以快速诊断,病变小者如治疗及时一般能痊愈,不遗留或很少有后遗症。病变较大者形成软化灶。

（二）脑内血肿

1. 病理和临床概述

脑内血肿,外伤性脑内血肿约占颅内血肿的 5%。多发生于额、颞叶,即位于受力点或对冲部位脑表面区,与高血压性脑出血好发位置不同。绝大多数为急性血肿且伴有脑挫裂伤和（或）急性硬膜下血肿。少数为迟发血肿,多于伤后 48 ~ 72 h 内复查 CT 时发现。

2. 诊断要点

CT 表现为边界清楚的类圆形高密度灶（图 8-3）。血肿进入亚急性期时呈等密度,根据占位效应和周围水肿,结合外伤史,CT 仍能诊断。

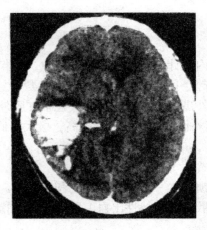

图 8-3　颅脑急性外伤后 6 h 行 CT 检查
可见右颞脑内血肿,周边可见低密度水肿带,右侧侧脑室受压改变,中线结构左移

3. 鉴别诊断

主要与高血压性脑出血鉴别,根据有无外伤史很容易鉴别。

4. 特别提示

CT 可以快速诊断,如果血肿较大,可以进行立体定向血肿穿刺抽吸术。如外伤后 CT 扫描原来无血肿患者有进行性意识障碍者,应及时进行 CT 复查,以除外迟发性血肿。

（三）硬膜外血肿

1. 病理和临床概述

硬膜外血肿位于颅骨内板与硬膜之间的血肿,临床常见,占 30%。主要因脑膜血管破裂所致,脑膜中动脉常见,血液聚集硬膜外间隙。硬膜与颅骨内板粘连紧密,故血肿较局限,呈梭形。临床表现因血肿大小、部位及有无合并伤而异。典型表现为:外伤后昏迷、清醒、再昏迷。此外,有颅内压增高表现,严重者可出现脑疝。

2. 诊断要点

CT 表现为颅板下见局限性双凸透镜形、梭形或半圆形高密度灶（图 8-4）,多数密度均匀,但亦可不均匀,呈高等混杂密度影,主要是新鲜出血与血凝块收缩时析出的血清混合所致。颅脑外伤后 3 h 行 CT 检查,左颞可见梭形高密度影,手术证实为硬膜外血肿

硬膜外血肿多位于骨折附近,一般不跨越颅缝。跨越者常以颅缝为中心呈"3"字形。

3. 鉴别诊断

主要与高血压性脑出血鉴别,根据有无外伤史很容易鉴别。

4. 特别提示

CT 对硬膜外血肿具有很重要的诊断价值,应注意的是硬膜外血肿一般伴有局部颅骨骨折。

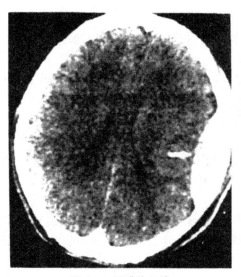

图 8-4　硬膜外血肿

颅脑外伤后 3 h 行 CT 检查，左颞可见梭形高密度影，手术证实为硬膜外血肿

（四）硬膜下血肿

1. 病理和临床概述

硬膜下血肿是位于硬膜与蛛网膜之间的血肿，临床常见，占颅内血肿 40%。主要因静脉窦损伤出血所致，血液聚集于硬膜下腔，沿脑表面分布。急性期是指外伤后 3 d 内发生的血肿，约占硬膜下血肿的70%。病情多较危重，常有意识障碍；亚急性期是指外伤后 4 d ~ 3 周内发生的血肿，约占硬膜下血肿 5%，原发损伤一般较轻，出血较慢，血肿形成较晚，临床表现较急性者出现晚且轻；慢性期是指伤后 3 周以上发生的血肿，约占 20%。慢性硬膜下血肿并非是急性或亚急性硬膜下血肿的迁延，而是有其自身的病理过程。可为直接损伤或间接的轻微损伤，易忽略。好发老年人，为脑萎缩使脑表面与颅骨内板间隙增宽，外伤时脑组织在颅腔内移动度较大所致血管断裂出血。慢性硬膜下血肿常不伴有脑挫裂伤，为单纯性硬膜下血肿。患者症状轻微，多于伤后数周或数月出现颅内压增高、神经功能障碍及精神症状来就诊。

2. 诊断要点

急性期见颅板下新月形或半月形高密度影，常伴有脑挫裂伤或脑内血肿，脑水肿和占位效应明显（图8-5）。亚急性表现为颅板下新月形或半月形高、等密度或混杂密度区。1 ~ 2 周后可变为等密度；慢性期表现为颅板下新月形或半月形低密度、等密度、高密度或混杂密度区。血肿的密度和形态与出血时间、血肿大小、吸收情况及有无再出血有关。

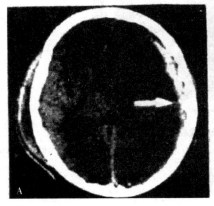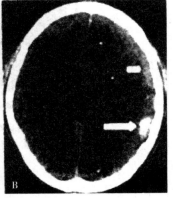

图 8-5　硬膜下血肿 CT 检查

A. 颅脑外伤 5 h 后行 CT 检查，可见左侧额、颞、顶颅板下新月形高密度影，手术证实为硬膜下血肿；

B. 1 周前有颅脑外伤史的患者，CT 检查发现左侧额、颞、顶颅板下新月形等密度影（小箭头），部分有高密度（长箭头）为新鲜出血，手术证实为慢性硬膜下血肿伴少量新鲜出血

3. 鉴别诊断

主要与硬膜外血肿鉴别，硬膜下血肿呈新月形，可以跨越颅缝。

4. 特别提示

CT 对急性硬膜下血肿诊断很有价值，但对亚急性、慢性硬膜下血肿却显示欠佳，血液因其顺磁性，所以在 MRI 下显示非常清楚，应进一步行 MRI 检查。

（五）外伤性蛛网膜下隙出血

1. 病理和临床概述

外伤性蛛网膜下隙出血，近期外伤史，蛛网膜小血管破裂所致，多位于大脑纵裂和脑底池。脑挫裂伤是外伤性蛛网膜下隙出血的主要原因，两者常并存。

2. 诊断要点

CT 表现为脑沟、脑池内密度增高影，可呈铸形。大脑纵裂出血多见，形态为中线区纵行窄带形高密度影。出血亦见于外侧裂池、鞍上池、环池、小脑上池或脑室内。蛛网膜下隙出血一般 7 d 左右吸收。

3. 鉴别诊断

结核性脑膜炎，根据近期外伤史和临床症状容易鉴别。

4. 特别提示

CT 在急性期显示较好，积血一般数日后吸收消失。伤后 5 ～ 7 d 后，CT 难以显示，血液因其顺磁性，所以在 MRI 下显示非常清楚，故应行 MRI 检查。

（六）硬膜下积液

1. 病理和临床概述

硬膜下积液又称硬膜下水瘤。占颅脑外伤的 0.5% ～ 1%。系外伤致蛛网膜撕裂，使裂口形成活瓣，导致脑脊液聚积。可因出血而成为硬膜下血肿。临床上可无症状，也可以有颅内压增高的临床表现。

2. 诊断要点

呈颅骨内板下方新月形均匀低密度区，密度与脑脊液相似，多位于双侧额部。纵裂硬膜下积液表现为纵裂池增宽，大脑镰旁为脑脊液样低密度区（图 8-6）。

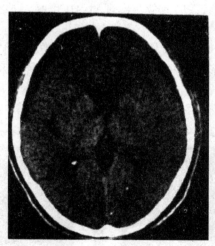

图 8-6　硬膜下积液

颅脑外伤 7d 后 CT 复查示双侧额．颞部颅板下可见新月形低密度影．为硬膜下积液

3. 鉴别诊断

老年性脑萎缩，根据年龄情况和其他部分脑实质有无萎缩等情况可以鉴别。

4. 特别提示

CT 诊断硬膜下积液时应结合临床病史及年龄等因素。

二、颅内肿瘤

颅内肿瘤是中枢神经系统最常见的疾病之一。原发性颅内肿瘤可以发生在脑组织、脑膜、脑神经、垂体、血管及残余胚胎组织中，继发性颅内肿瘤多来源于身体各个部位的原发性肿瘤。颅内肿瘤的发生以 20 ～ 50 岁年龄组最常见，男性稍多于女性。以星形细胞肿瘤、脑膜瘤、垂体瘤、颅咽管瘤、听神经瘤和转移瘤等较常见。胶质瘤、脑膜瘤和垂体腺瘤为颅内三大原发性肿瘤。可以出现以下症状：颅内高压综合征、神经系统定位体征、内分泌功能失调、脑脊液循环障碍等。

CT 检查目的主要在于确定有无肿瘤，并对其做出定位、定量乃至定性诊断。根据病灶所在的位置及其与脑室、脑池和脑叶的对应关系以及同相邻硬膜与颅骨结构的比邻关系多不难做出定位诊断，但临界部位肿瘤，仅轴位扫描可能出现定位困难，需要薄层扫描后再进一步多方位重建。MRI 因多方位扫描，一般定位无困难。

CT 灌注扫描有助于脑瘤内血管生成及血流状态的研究，而脑瘤内血管生成对肿瘤生长、分级、预后有重要影响。CT 灌注可以反映血管生成引起血流量、血容量和毛细血管通透性的改变，从而有助于判断肿瘤的生物学特性，并估计预后情况。

（一）星形细胞肿瘤

1. 病理和临床概述

星形细胞肿瘤成人多发生于大脑，儿童多见于小脑。按肿瘤组织学分为 6 种类型，且依细胞分化程度不同分属于不同级别。1993 年 WHO 分类，将星形细胞瘤分为局限性和弥漫性两类。Ⅰ 级，即毛细胞型、多形性黄色星形细胞瘤及室管膜下巨细胞型星形细胞瘤，占胶质瘤 5% ～ 10%，小儿常见。Ⅱ 级星形细胞瘤，包括弥漫性星形细胞瘤、多形性黄色星形细胞瘤（Ⅱ 级），间变性星形细胞瘤为 Ⅲ 级，胶质母细胞瘤为 Ⅳ 级。Ⅰ ～ Ⅱ 级肿瘤的边缘较清楚，多表现为瘤内囊腔或囊腔内瘤结节，肿瘤血管较成熟；Ⅲ ～ Ⅳ 级肿瘤呈弥漫浸润生长，肿瘤轮廓不规则，分界不清，易发生坏死、出血和囊变，肿瘤血管丰富且分化不良。

2. 诊断要点

（1）Ⅰ 级星形细胞瘤：①毛细胞型常位于颅后窝，具有包膜，一般显示为边界清楚的卵圆形或圆形囊性病变，但内部囊液 CT 值较普通囊液高，20 ～ 25 HU。瘤周水肿和占位效应较轻。部分可呈实质性，但密度仍较脑实质为低（图 8-7）。增强扫描无或轻度强化，延迟扫描可见造影剂进入囊内。②多形性黄色星形细胞瘤通常位于大脑皮质的表浅部位，约一半以上为囊性，增强后囊内可见强化结节，囊壁不强化。不足一半为实质性，密度不均，有钙化及出血，增强后不均强化。③10% ～ 15% 结节性硬化患者可以发生此瘤，常位于室间孔附近，形成分叶状肿块，并可见囊变及钙化。增强扫描有明显强化。

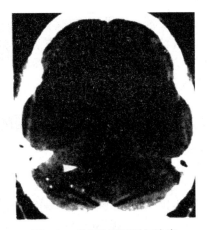

图 8-7　毛细胞型星形细胞瘤

男性患者，63 岁，因头昏不适 3 个月来院就诊，CT 显示小脑右侧低密度影，边界尚清；第四脑室受压变形。病变内部 CT 值约 20 HU。手术病理为毛细胞型星形细胞瘤

（2）Ⅱ级星形细胞瘤平扫呈圆形或椭圆形等或低密度区，边界常清楚，但可见局部或弥漫性浸润生长，15%～20%有钙化及出血，增强扫描一般不强化。Ⅲ～Ⅳ级肿瘤多呈高、低或混杂密度的囊性肿块，可有斑点状钙化和瘤内出血，肿块形态不规则，边界不清，占位效应和瘤周水肿明显，增强扫描多呈不规则环形伴壁结节强化，有的呈不均匀性强化（图8-8、图8-9）。

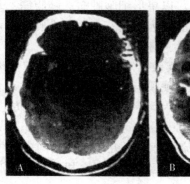
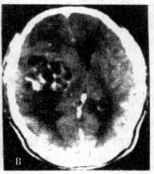

图8-8　Ⅲ级星形细胞瘤

A、B两图为男性患者，26岁，因头昏1个月，癫痫发作2 d，行CT扫描示左侧颞叶片状不规则高低混杂密度囊性肿块，边界不清，增强扫描呈不规则环形伴壁结节强化。手术病理为Ⅲ级星形细胞瘤

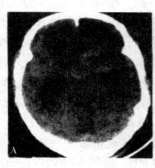
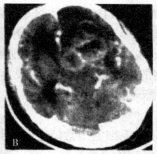

图8-9　胶质母细胞瘤

A、B两图为男性患者，17岁，因头痛2个月来院就诊，CT示：左额叶密度不均肿块影，边界不清，中心及周围低密度，侧脑室受压变形，中线结构向右移位，增强呈环状中度不均强化肿块影，环形欠规则，厚薄不均，内为不均低密度，病灶前较大低密度水肿区：手术病理为胶质母细胞瘤

3.　鉴别诊断

（1）脑梗死：同Ⅱ级星形细胞瘤相鉴别。一般脑梗死与相应供血血管的区域形态相似，如楔形、扇形、底边在外的三角形等，无或轻微占位效应，并且2～3周后增强扫描可见小斑片状或结节状强化。

（2）脑脓肿：有相应的临床症状，增强扫描厚壁强化较明显。

（3）转移瘤一般多发，有明显的水肿。

4.　特别提示

CT对星形细胞瘤诊断价值有限，MRI对颅内病变显示尤为清晰，并可以多方位、多参数成像，应补充MRI检查。

（二）脑膜瘤

1.　病理和临床概述

脑膜瘤多见于中年女性，起源于蛛网膜粒帽细胞，多居于脑外，与硬脑膜粘连。好发部位为矢状窦旁、脑凸面、蝶骨嵴、嗅沟、桥小脑角、大脑镰和小脑幕等，少数肿瘤位于脑室内。肿瘤包膜完整，多由脑膜动脉供血，血运丰富，常有钙化，少数有出血、坏死和囊变。组织学分为上层型、纤维型、过渡型、砂粒型、血管瘤型等15型。脑膜瘤以良性为最常见，少部分为恶性，侵袭性生长。

2. 诊断要点

平扫肿块呈等或略高密度，常见斑点状钙化。多以广基底与硬膜相连，类圆形，边界清楚，瘤周水肿轻或无，静脉或静脉窦受压时可出现中度或重度水肿。颅板侵犯引起骨质增生或破坏。增强扫描呈均匀性显著强化（图 8-10）。

少数恶性或侵袭性脑膜瘤可以侵犯脑实质及局部骨皮质，但基本也基于局部脑膜向内、外发展。

3. 鉴别诊断

（1）转移瘤：一般有大片裂隙样水肿及多发病变，较容易鉴别。

（2）胶质瘤：一般位于脑内，与脑膜有关系者，可见为窄基相接，增强强化不如脑膜瘤。

（3）神经鞘瘤：位于桥小脑角区时较难鉴别，但 MRI 有较大意义。

4. 特别提示

CT 对该病有较好的价值，但显示与脑膜的关系不如 MRI。

（三）垂体瘤

1. 病理和临床概述

绝大多数为垂体腺瘤。按其是否分泌激素可分为非功能性腺瘤和功能性腺瘤。直径 <10 mm 者为微腺瘤，>10 mm 者为大腺瘤。肿瘤包膜完整，较大肿瘤常因缺血或出血而发生坏死、囊变，偶可钙化。肿瘤向上生长可穿破鞍隔突入鞍上池，向下可侵入蝶窦，向两侧可侵入海绵窦。

2. 诊断要点

肿瘤较大时，蝶鞍可扩大，鞍内肿块向上突入鞍上池，或侵犯一侧或者两侧海绵窦。肿块呈等或略高密度，内常有低密度灶，均匀、不均匀或环形强化。

局限于鞍内 <10 mm 的微腺瘤，宜采取冠状面观察，平扫不易显示，增强呈等、低或稍高密度结节（图 8-11）。间接征象有垂体高度 >8 mm，垂体上缘隆突，垂体柄偏移和鞍底下陷。

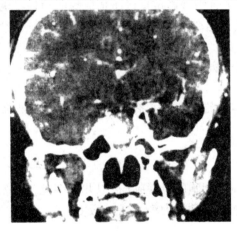

图 8-11　垂体腺瘤

CT 检查示垂体窝内可见类网形稍高密度影，边界清楚，蝶鞍扩大，鞍底下陷；增强扫描肿瘤均匀强化。

术后病理为垂体腺瘤

3. 鉴别诊断

（1）颅咽管瘤：位于鞍区一侧，位于鞍区时鞍底无下陷或鞍底骨质无变化。

（2）脑膜瘤：位于蝶峰的脑膜瘤与脑膜关系密切。

4. 特别提示

注意部分垂体微腺瘤 CT 需要冠状位扫描，可以显示垂体柄偏移，正常垂体柄位正中或下端极轻的偏斜（倾斜角为 1.5° 左右），若明显偏移肯定为异常。MRI 矢状位、冠状位扫描对显示正常垂体及垂体病变有重要价值。

（四）听神经瘤

1. 病理和临床概述

听神经瘤为成人常见的颅后窝肿瘤。起源于听神经鞘膜，早期位于内耳道内，以后长入桥小脑角池，包膜完整，可出血、坏死、囊变。

2. 诊断要点

头颅X线平片示内耳道呈锥形扩大，骨质可破坏。CT示桥小脑角池内等、低或高密度肿块，瘤周轻、中度水肿，偶见钙化或出血，均匀、非均匀或环形强化（图8-12）。第四脑室受压移位，伴幕上脑积水。骨窗观察内耳道呈锥形扩大。

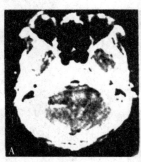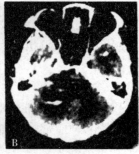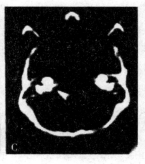

图8-12 听神经瘤CT检查

A、B. 女性患者，29岁，右侧耳鸣7个月，近来加重伴共济失调，CT扫描可见右侧桥小脑角区肿块，宽基于岩骨尖，内有大片囊变区。增强呈实质部分明显强化；C.骨窗观察可见右侧内听道喇叭口扩大（箭头所指），图C"十"字所示为颈静脉孔

3. 鉴别诊断

（1）桥小脑脚区的脑膜瘤：CT骨窗观察可见内听道无喇叭口样扩大是重要征象。

（2）表皮样囊肿：匍行生长、沿邻近蛛网膜下隙铸型发展、包绕其内神经和血管、无水肿等可以鉴别，MRI对诊断该疾病有很好的优势。

（3）颅咽管瘤：CT可见囊实性病变伴包膜蛋壳样钙化。

4. 特别提示

内听道处应薄层扫描，内耳道呈锥形扩大。高强场MRI行局部轴位、冠状位扫描可以显示位于内听道内较小的肿瘤。

（五）颅咽管瘤

1. 病理和临床概述

颅咽管瘤来源于胚胎颅咽管残留细胞的良性肿瘤，以儿童多见，多位于鞍上。肿瘤可分为囊性和实性，囊性多见，囊壁和实性部分多有钙化，常见为鸡蛋壳样钙化。

2. 诊断要点

鞍上池内类圆形肿物，压迫视交叉和第三脑室前部，可出现脑积水。肿块呈不均匀低密度为主的囊实性改变或呈类圆形囊性灶（图8-13A），囊壁可以有鸡蛋壳形钙化，实性部分也可以不规则钙化，呈高密度。囊壁和实性部分呈环形均匀或不均匀强化，部分颅咽管瘤呈实性见（图8-13B）。

3. 鉴别诊断

垂体瘤及囊变、脑膜瘤等。

4. 特别提示

冠状位扫描更有帮助，应补充MRI扫描。

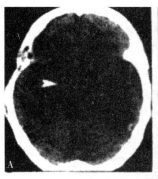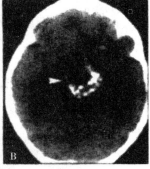

图 8-13　颅咽管瘤

A. 男性患者，13 岁，头昏来院检查，CT 显示鞍上池内囊性占位，边界清楚。手术病理证实为囊性颅咽管瘤；B. 男性患者，65 岁，因双眼复视 3 年，近来数月有加重来院就诊，CT 显示鞍上池区囊实性肿块壁多发钙化，边界清楚。手术病理为实性颅咽管瘤

（六）转移瘤

1. 病理和临床概述

转移瘤多发于中老年人。顶枕区常见，也见于小脑和脑干。多来自肺癌、乳腺癌、前列腺癌，肾癌和绒癌等原发灶，经血行转移而来。常为多发，易出血、坏死、囊变，瘤周水肿明显。临床上一般有原发肿瘤病史后出现突发肢体障碍或头痛等症状，也有部分患者因出现神经系统症状，经检查发现脑内转移灶后再进一步查找原发灶。

2. 诊断要点

典型征象是"小肿瘤、大水肿"，部分肿瘤平扫无显示，增强扫描有明显强化后显示清晰，可以只有很小的肿瘤病灶，便可出现大片指压状水肿低密度影（图 8-14）。

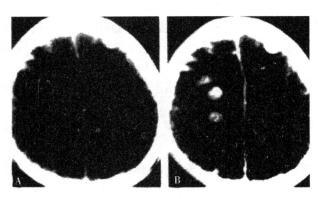

图 8-14　转移瘤

男性患者，68 岁，1 年前右下肺癌手术切除病史，7 d 前无明显诱因下出现头痛、呕吐，CT 检查可见双侧额顶叶可见多发类圆形结节灶，周围可见大片水肿带，增强病灶明显均匀强化，边界清晰

3. 鉴别诊断

（1）脑猪囊尾蚴病：有疫区居住史，可见壁结节或钙化，脑炎，一般结合临床表现及实验室检查可以做出诊断。

（2）多发脑膜瘤：根据有无水肿及与脑膜关系可以鉴别。

（3）胶质母细胞瘤：瘤内有出血、坏死，显著不均匀强化等。

4. 特别提示

须注意的是部分肿瘤要增强扫描才能显示，MRI 显示效果要优于 CT。

（七）少枝神经胶质瘤

1. 病理和临床概述

少枝神经胶质瘤多发于 30 ~ 50 岁，约占颅内肿瘤 3%。以额叶、顶叶等常见，很少发生于小脑和脑桥。

肿瘤发生于白质内，沿皮质灰质方向生长，常累及软、硬膜，可侵及颅骨和头皮。肿瘤乏血供，多钙化，钙化常位于血管壁和血管周围。可以伴囊变和出血。病理上可以分为单纯型和混合型，但影像学上难以区分。

2. 诊断要点

好发于额叶。肿瘤位置一般较表浅，位于皮质灰质或灰质下区，边界清楚或不清楚。肿瘤内囊变及钙化使密度不均匀，呈高、低混杂密度。钙化多为条带状、斑块状及大片絮状，囊变可以单或多囊，少见出血。瘤周水肿及占位效应较轻微（图 8-15）。

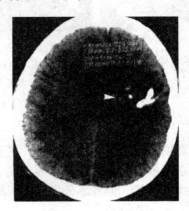

图 8-15　少枝胶质瘤

男性患者，42 岁，癫痫偶发 1 年，发作间隔缩短约 2 个月，CT 显示左侧额顶叶边界清楚肿瘤，内可见条片状钙化，钙化 CT 值约 303 HU，占位效应轻微。手术病理结果为少枝胶质瘤

3. 鉴别诊断

（1）星形细胞瘤：常位于脑白质及其深部，而少枝胶质瘤位于脑表浅皮质和皮质灰质下区。

（2）神经颜面综合征：一般为小点状钙化，有明显的三叉神经分布区域颜面部血管痣等。

4. 特别提示

需要注意的是与一般钙化和血管畸形的钙化相鉴别。MRI 显示软组织肿瘤的效果要优于 CT，但显示钙化的效果较差。

（八）室管膜瘤

1. 病理和临床概述

室管膜瘤为发生于脑室壁与脊髓中央管室管膜细胞的神经上皮瘤，多发于儿童及青少年，占颅内肿瘤 1.9% ~ 7.8%。占小儿颅内肿瘤的 13%，男女比例为 3 ：2。室管膜瘤为中等恶性程度肿瘤。多于术后通过脑脊液种植转移。好发部位第四脑室底部最为常见，其次为侧脑室、第三脑室、脊髓、终丝和脑实质。临床表现因肿瘤生长部位不同而异。一般主要有颅内高压、抽搐、视野缺损等，幕下肿瘤还可以伴有共济失调。

2. 诊断要点

幕下室管膜瘤为等、稍低密度软组织肿块，有时可以在肿瘤周围见到残存第四脑室及瘤周水肿，呈低密度环状影。CT 可以显示瘤内钙化及出血，钙化约占一半，呈点状或位于瘤周。增强扫描肿瘤有轻至中度强化（图 8-16）。

3. 鉴别诊断

（1）髓母细胞瘤：一般位于幕下，应行 MRI 矢状位扫描，可见显示发生部位为小脑蚓部。

（2）毛细胞星形细胞瘤。

4. 特别提示

MRI 矢状位及冠状位扫描显示肿瘤与第四脑室关系非常有优势，对诊断有重大价值。

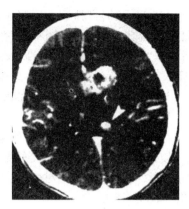

图 8-16　侧脑室内室管膜瘤伴种植转移

男性患者，19 岁，因头昏 1 个月，抽搐 1 d 就诊，CT 扫描可见左侧侧脑室前角肿块，瘤内有囊变，左侧侧脑室体部后壁可见一结节灶。增强扫描肿块及结节有明显强化。手术病理为侧脑室内室管膜瘤伴种植转移幕上室管膜瘤囊变及出血较幕下多见，肿瘤有较显著强化

（九）髓母细胞瘤

1. 病理和临床概述

髓母细胞瘤好发于颅后窝，以小脑蚓部最常见，多发于男性儿童，约占儿童颅后窝肿瘤的 18.5%。髓母细胞瘤为原始神经外胚层瘤，恶性程度较高。一般认为起源于髓帆生殖中心的胚胎残余细胞，位于蚓部或下髓帆，再向下生长而填充枕大池。本病起病急，病程短，多在三个月内死亡。

2. 诊断要点

平扫为边缘清楚的等或稍高密度肿瘤，周边可见低密度第四脑室影（图 8-17）。增强扫描主要呈中等或轻度强化，少部分可以明显强化或不强化。

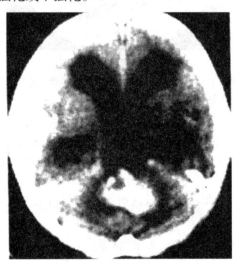

图 8-17　髓母细胞瘤

3 岁患者，因呕吐、步态不稳 2 周就诊，CT 增强扫描可见第四脑室内肿块，有中等均匀强化。手术病理为髓母细胞瘤

3. 鉴别诊断

同第四脑室室管膜瘤、毛细胞星形细胞瘤等鉴别。

4. 特别提示

MRI 矢状位及冠状位扫描显示肿瘤与第四脑室关系，非常有优势，对诊断有重大价值。

（十）原发性淋巴瘤

1. 病理和临床概述

中枢神经系统原发性淋巴瘤是相对罕见的颅内肿瘤，占颅内原发瘤的 0.8% ~ 1.5%。均为非霍奇金病。

但近年来由于获得性免疫缺陷综合征（AIDS）及器官移植术后服用大量免疫抑制药的患者增多，淋巴瘤的发生率逐年增高。原发性淋巴瘤恶性程度高，病程短，如不及时治疗。患者将会在短期内死亡。因此早期诊断意义重大。好发于额叶、颞叶、基底核区、丘脑，也可以发生于侧脑室周围白质、胼胝体、顶叶、三角区、鞍区及小脑半球、脑干。临床表现无特异性，主要有：①基底部脑膜综合征，头痛、颈项强直、脑神经麻痹及脑积水等，脑脊液检查可见瘤细胞。②颅内占位症状，癫痫、精神错乱、痴呆、乏力及共济失调等。

2. 诊断要点

平扫大多数为稍高密度肿块，也可以表现为等密度，一般密度均匀，呈圆形或类网形，边界多数较清楚或呈浸润性生长使边界欠清。瘤内囊变、出血、钙化相对少见。肿瘤可以单发亦可以多发，大小不等。病灶占位效应轻微，瘤周水肿轻或中等（图 8-18）。

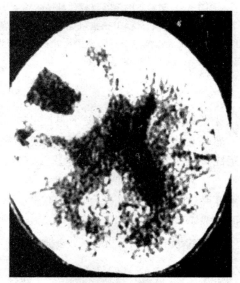

图 8-18 原发性淋巴瘤

男性患者，36 岁，因头痛 1 周来院就诊，CT 平扫见右侧额叶巨大肿块，呈类网形稍高密度，中央有低密度影，宽基于脑膜。手术病理为原发性淋巴瘤

继发于 AIDS 或其他免疫功能缺陷时，病理上常有瘤中心坏死，CT 上表现为低密度灶。增强扫描肿瘤大多数均匀强化，少数形态不规则，边缘不清及强化不均匀。沿室管膜种植转移者可见室管膜不均匀增厚并明显强化。侵及脑膜者亦如此。AIDS 患者，病灶可见低密度周围的环形强化。

3. 鉴别诊断

（1）继发淋巴瘤：临床上有 AIDS 或器官移植史，一般难以鉴别。

（2）转移瘤：多发，大片水肿。

（3）其他：需要鉴别的还有星形细胞瘤、脑膜瘤等。

4. 特别提示

CT 与 MRI 均可以作为首选方法，但 MRI 增强扫描时剂量增加后可以显示小病变，T_2WI 显示瘤周水肿效果非常好。

（十一）血管母细胞瘤

1. 病理和临床概述

血管母细胞瘤，又叫成血管细胞瘤，系起源于内皮细胞的良性肿瘤，占中枢神经系统原发性肿瘤的1.1% ~ 2.4%。好发于小脑，亦见于延髓及脊髓，罕见于幕上。发生于任何年龄，以中年男性多见。病理上常为囊性，含实性壁结节，壁结节常靠近软脑膜，以便于接受血供。实性者常为恶性，预后较差。临床症状较轻微或呈间歇性，有头痛、头晕、呕吐、眼球震颤、言语不清等症状。

2. 诊断要点

平扫时囊性肿瘤表现为均匀的低密度灶，囊液内因含蛋白及血液，密度较脑脊液稍高，囊性肿瘤的壁结节多为等或稍低密度（图 8-19A）。增强后囊性肿瘤壁不强化或轻度强化，壁结节明显强化（图 8-19B）。实性肿瘤多为等或稍低密度混杂灶，呈轻度或中等强化。

3. 鉴别诊断

囊性肿瘤需要与星形细胞瘤、脑脓肿、转移瘤相鉴别。实性肿瘤需要与星形细胞瘤等相鉴别。

4. 特别提示

CT 平扫不容易发现壁结节，增强效果较好，但与 MRI 比较应以后者作为首选方法，MRI 增强多方位扫描，显示壁结节效果极佳。

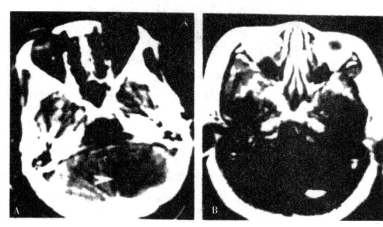

图 8-19 血管母细胞瘤

A. 男性患者，48 岁，因头痛、呕吐及共济失调来院就诊，CT 平扫可见左侧小脑半球可见囊性灶，边界及壁结节显示欠清。手术病理为血管母细胞瘤；B. 与前者为同一患者，MRI 增强显示囊性灶，壁轻微强化，后壁上有明显强化的壁结节

三、脑血管病变

急性期脑血管疾病（CVD）以脑出血和脑梗死多见，CT 和 MRI 诊断价值大；动脉瘤和血管畸形则需配合 DSA、CTA 或 MRA 诊断。

（一）脑出血

1. 病理和临床概述

脑出血是指脑实质内的出血，依原因可分为创伤性和非创伤性，后者又称原发性或自发性脑内出血，多指高血压、动脉瘤、血管畸形、血液病和脑肿瘤等引起的出血，以高血压性脑出血常见，多发于中老年高血压和动脉硬化患者。出血好发于基底核、丘脑、脑桥和小脑，易破入脑室。血肿及伴发的脑水肿引起脑组织受压、软化和坏死。血肿演变分为急性期、吸收期和囊变期，各期时间长短与血肿大小和年龄有关。

2. 诊断要点

呈边界清楚的肾形、类圆形或不规则形均匀高密度影，周围水肿带宽窄不一，局部脑室受压移位。（图 8-20）破入脑室可见脑室内积血。

急性期表现为脑内密度均匀一致的高密度灶，呈卵圆形或圆形为主，CT 值为 50 ~ 80 HU；吸收期始于 3 ~ 7 d，可见血肿周围变模糊，水肿带增宽，血肿缩小并密度减低，小血肿可完全吸收；囊变期始于 2 个月以后，较大血肿吸收后常遗留大小不等的囊腔，伴有不同程度的脑萎缩。

3. 鉴别诊断

脑外伤出血，结合外伤史可以鉴别。

4. 特别提示

血肿不同演变时期 CT 显示的密度不同，容易误诊，应密切结合临床。

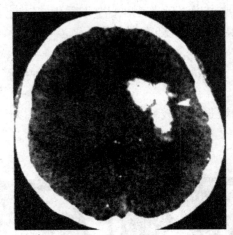

图 8-20 脑出血

女性患者，68 岁，突发言语不清、左侧肢体偏瘫 4 h 就诊，CT 显示左侧基底核区条片状高密度影，左侧
侧脑室受压，变形

（二）脑梗死

1. 病理和临床概述

脑梗死包括缺血性和出血性脑梗死及腔隙性脑梗死。缺血性脑梗死是指脑血管闭塞导致供血区域脑组织缺血性坏死。其原因有：①脑血栓形成，继发于脑动脉硬化、动脉瘤、血管畸形、炎性或非炎性脉管炎等。②脑栓塞，如血栓、空气、脂肪栓塞。③低血压和凝血状态。病理上分为缺血性、出血性和腔隙性脑梗死。出血性脑梗死是指部分缺血性脑梗死继发梗死区内出血。腔隙性脑梗死系深部髓质小动脉闭塞所致，为脑深部的小梗死，在脑卒中病变中占 20%，主要好发中老年人，常见于基底核、内囊、丘脑、放射冠及脑干。

2. 诊断要点

（1）缺血性梗死（图 8-21A）：CT 示低密度灶，其部位和范围与闭塞血管供血区一致，皮髓质同时受累，多呈扇形。基底贴近硬膜。可有占位效应。2 ～ 3 周时可出现"模糊效应"，病灶变为等密度而不可见。增强扫描可见脑回状强化。1 ～ 2 个月后形成边界清楚的低密度囊腔。

（2）出血性梗死（图 8-21B）：CT 示在低密度脑梗死灶内，出现不规则斑点、片状高密度出血灶，占位效应较明显。

（3）腔隙性梗死（图 8-21C）：CT 表现为脑深部的低密度缺血灶，大小 5 ～ 15 mm，无占位效应。

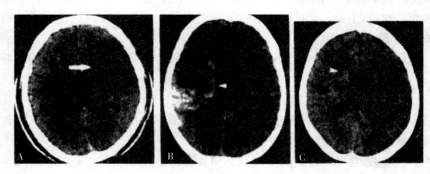

图 8-21 脑梗死

A. 男性患者，75 岁，突发肢体偏瘫 1 d，CT 显示左侧额、颞叶大片低密度梗死灶；B. 女性，61 岁，突发肢体偏瘫 5 h，经诊断为右颞大片脑梗死后入院后行溶栓治疗。3 d 后病情加重，CT 显示右侧颞顶叶大片出血性脑梗死；C. 女性，67 岁，头昏 3 d，CT 显示右侧颞叶基底核区腔隙性脑梗死（箭头）

3. 特别提示

CT 对急性期及超急性期脑梗死的诊断价值不大，应行 MRI 弥散加权扫描。病情突然加重时应行 CT 复查，明确有无梗死后出血即出血性脑梗死，以指导治疗。

（三）动脉瘤

1. 病理和临床概述

动脉瘤好发于脑底动脉环及附近分支，是蛛网膜下出血的常见原因，发生的主要原因是血流动力学改变，尤其是血管分叉部血液流动对血管壁形成剪切力以及搏动压力造成血管壁退化；动脉粥样硬化也是常见因素；另外常与其他疾病伴发，如纤维肌肉发育异常，马方综合征等。按形态可分为常见的浆果形、少见的梭形及罕见的主动脉夹层。浆果形的囊内可有血栓形成。

2. 诊断要点

分为三型，Ⅰ型无血栓动脉瘤（图 8-22A），平扫呈圆形高密度区，均一性强化；Ⅱ型部分血栓动脉瘤（图 8-22B），平扫中心或偏心处高密度区，中心和瘤壁强化，其间血栓无强化，呈"靶征"；Ⅲ型完全血栓动脉瘤，平扫呈等密度灶，可有弧形或斑点状钙化，瘤壁环形强化。动脉瘤破裂时 CT 图像上多数不能显示瘤体，但可见并发的蛛网膜下隙出血、脑内血肿、脑积水、脑水肿和脑梗死等改变。

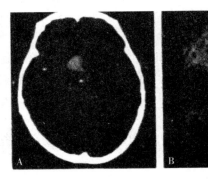

图 8-22　前交通动脉瘤

A. 男性患者，24 岁，因不明原因蛛网膜下隙出血而行 CT 检查，增强可见鞍上池前方可见一囊样结节灶，
强化程度与动脉相仿；B. CTA 的 VRT 重建显示前交通动脉瘤

3. 鉴别诊断

（1）脑膜瘤：与脑膜宽基相接。

（2）脑出血：结合病史及临床症状。

4. 特别提示

CTA 对动脉瘤显示价值重大，可以立体旋转观察载瘤动脉、瘤颈及其同周围血管的空间关系。

（四）脑血管畸形

1. 病理和临床概述

脑血管畸形为胚胎期脑血管的发育异常，根据 McCormick 1996 年分类，分为动、静脉畸形、静脉畸形、毛细血管扩张症、血管曲张和海绵状血管瘤等。动、静脉畸形最常见，好发于大脑中动脉、后动脉系统，由供血动脉、畸形血管团和引流静脉构成。好发于男性，以 20 ~ 30 岁最常见。儿童常以脑出血、成人以癫痫就诊。

2. 诊断要点

显示不规则混杂密度灶，可有钙化，并呈斑点或弧线形强化，水肿和占位效应缺乏（图 8-23A）。可合并脑血肿、蛛网膜下隙出血及脑萎缩等改变。

3. 鉴别诊断

海绵状血管瘤，增强扫描呈轻度强化，病灶周围无条状、蚓状强化血管影。MRI 可显示典型的网格状或爆米花样高低混杂信号，周围见低信号环。

4. 特别提示

CTA 价值重大，可以立体旋转观察供血动脉和引流静脉（图 8-23B）。MRA 显示更清楚。

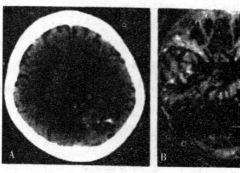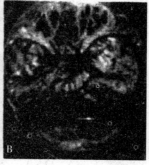

图 8-23　颅内动静脉畸形

A. 男性，患者 19 岁，因癫痫不规则发作 5 年来院检查，CT 平扫显示左侧顶、枕部脑实质内可见多发斑点状钙化影，局部脑实质密度增高。DSA 证实为颅内动静脉畸形；B. CTA 的 VRT 重建显示为左侧顶枕叶 AVM

四、颅内感染

颅内感染的病种繁多，包括细菌、病毒、真菌和寄生虫感染，主要通过血行性感染或邻近感染灶直接扩散侵入颅内，少数可因开放性颅脑损伤或手术造成颅内感染。改变包括脑膜炎、脑炎和动静脉炎。

（一）脑脓肿

1. 病理和临床概述

脑脓肿以耳源性常见，多发于颞叶和小脑；其次为血源性、鼻源性、外伤性和隐源性等。病理上分为急性炎症期、化脓坏死期和脓肿形成期。

2. 诊断要点

急性炎症期呈大片低密度灶，边缘模糊，伴占位效应，增强无强化；化脓坏死期，低密度区内出现更低密度坏死灶，轻度不均匀性强化；脓肿形成期，平扫见等密度环，内为低密度并可有气泡影，呈环形强化，其壁完整、光滑、均匀，或多房分隔（图 8-24）。

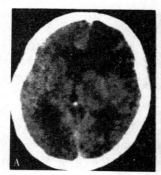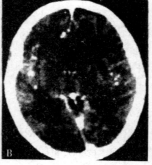

图 8-24　脑脓肿

男性患者，24 岁，因头痛、呕吐 2 d 入院，CT 平扫显示左额叶不规则低密度灶，占位效应明显。增强可见病灶呈环形均匀强化，未见明显壁结节，中心低密度区无明显变化，周围水肿明显，左侧侧脑室前角明显受压移位变形。考虑为脓肿形成，经抗感染治疗后情况好转

3. 鉴别诊断

（1）胶质瘤：胶质瘤的环状强化厚薄不均，形态不规则，常呈花环状、结节状强化，中心坏死区密度不等，CT 值常大于 20 HU。

（2）脑梗死多见于老年高血压患者，有明确突发病史，经复查随访，占位效应减轻。

（3）与肉芽肿病鉴别。

4. 特别提示

CT 诊断该病应结合病史、脑脊液检查。

（二）结核性脑膜脑炎

1. 病理和临床概述

结核性脑膜脑炎是结核菌引起脑膜弥漫性炎性反应，并波及脑实质，好发于脑底池。脑膜渗出和肉芽肿为其基本病变，可合并结核球、脑梗死和脑积水。

2. 诊断要点

CT 早期可无异常发现。脑底池大量炎性渗出时，其密度增高，失去正常透明度；增强扫描脑膜广泛强化，形态不规则。肉芽肿增生则见局部脑池闭塞并结节状强化。

脑结核球平扫呈等或低密度灶，增强扫描呈结节状或环形强化。

3. 鉴别诊断

蛛网膜下隙出血，平扫呈高密度，增强扫描无明显强化，脑底池形态规则，无局部闭塞及扩张改变；此外需同脑囊虫病，转移瘤及软脑膜转移等鉴别，需结合病史。

4. 特别提示

CT 诊断应结合脑脊液检查、X 线胸片检查等。

（三）脑猪囊尾蚴病

1. 病理和临床概述

脑猪囊尾蚴病系猪绦虫囊尾蚴在脑内异位寄生所致。人误食绦虫卵或节片后，卵壳被胃浊消化后，蚴虫经肠道血流而散布于全身寄生。脑猪囊尾蚴病为其全身表现之一，分为脑实质型、脑室型、脑膜型和混合型。脑内囊虫的数目不一，呈圆形，直径 4 ～ 5 mm。囊虫死亡后退变为小圆形钙化点。

2. 诊断要点

脑实质型 CT 表现为脑内散布多发性低密度小囊，多位于皮、髓质交界区，囊腔内可见致密小点代表囊虫头节。不典型者可表现为单个大囊、肉芽肿、脑炎或脑梗死。脑室型以第四脑室多见；脑膜型多位于蛛网膜下隙，和脑膜粘连，CT 直接征象有限，多间接显示局部脑室或脑池扩大，相邻脑实质光滑受压。常合并脑积水。囊壁、头节和脑膜有时可强化。

3. 鉴别诊断

（1）蛛网膜囊肿：常位于颅中窝、侧裂池，边缘较平直，可造成颅骨压迫变薄。

（2）转移癌：呈大小不一的圆形低密度灶，增强扫描环状、结节状强化，病灶周围明显水肿。

（3）脑结核：结合病史、CT 特点可以区别。

4. 特别提示

需要结合有无疫区居住史、有无生食史等。

（四）急性播散性脑脊髓炎

1. 病理和临床概述

急性播散性脑脊髓炎或称急性病毒性脑脊髓炎，可见于病毒（如麻疹、风疹、水痘等）感染后或疫苗（如牛痘疫苗、狂犬病疫苗等）接种后，临床表现为发热、呕吐、嗜睡、昏迷。一般在病毒感染后 2 ～ 4 d 或疫苗接种后 10 ～ 13 d 发病。发病可能与自身免疫机制有关。

2. 诊断要点

CT 表现急性期脑白质内多发、散在性低密度灶，半卵圆中心区明显，有融合倾向，增强呈环形强化。慢性期表现为脑萎缩。

急性病毒性脑炎时，主要表现为早期脑组织局部稍肿胀，中、后期出现密度减低（图 8-25），增强扫描可以有局部软脑膜强化，增厚改变，脑沟显示欠清。

3. 鉴别诊断

同软脑膜转移、结核性脑膜炎等鉴别。

4. 特别提示

应进行脑脊液检查。MRI 成像及增强扫描对显示该病有很好的效果。

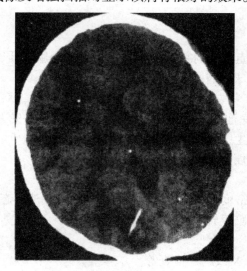

图 8-25　病毒性脑炎

女性患者，11 岁，因头昏嗜睡 2 d，CT 可见右侧枕叶局部脑皮质肿胀、白质水肿改变，经脑脊液检查证
实为病毒性脑炎

（五）肉芽肿性病变

1. 病理和临床概述

肉芽肿种类繁多，主要有炎症性和非炎症性。侵犯脑内的肉芽肿主要有炎症性，其中以结核性最常见。炎症性肉芽肿是炎症局部形成主要以巨噬细胞增生构成的境界清楚的结节样病变。病因有：结核、麻风、梅毒、真菌及寄生虫、异物、其他疾病等。临床表现与颅内占位类似。

2. 诊断要点

CT 平扫表现等或稍高密度的边界清楚的结节灶（图 8-26）。增强扫描呈结节样强化，也可以因内部发生坏死而呈环形强化，后者常见于结核性肉芽肿。少部分肉芽肿内可见钙化。可以单发或多发。好发于大脑皮质灰质下。

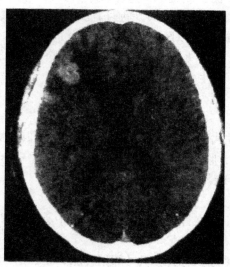

图 8-26　结核性肉芽肿

男性患者，32 岁，因头晕嗜睡 3 d 就诊，CT 平扫显示右侧额、颞叶大脑皮质灰质下及灰质区可见高密度结节灶，右侧侧脑室前角扩大伴局部白质区低密度改变，手术病理检查为结核性肉芽肿

3. 鉴别诊断

（1）脑转移肿瘤，水肿较明显，增强扫描呈环状或结节状，一般有原发病史，临床复查随访进展明显。

（2）同部分脑肿瘤鉴别困难。

4. 特别提示

应进行脑脊液检查。MRI成像及增强扫描对显示该病有很好的效果。

五、脱髓鞘疾病

1. 病理和临床概述

脱髓鞘疾病是一组以神经组织髓鞘脱失为主要病理改变的疾病。可分为原发性和继发性两类。多发性硬化是继发性脱髓鞘疾病中最常见的一种，病因不明，以脑室周围髓质和半卵圆中心多发性硬化斑为主，也见于脑干、脊髓和视神经。20～40岁女性多见，临床上呈多灶性脑损害，或伴有视神经和脊髓症状，病程缓解与发作交替且进行性加重。

2. 诊断要点

侧脑室周围和半卵圆中心显示多灶性低或等密度区，也见于脑皮质、小脑、脑干和脊髓，多无占位效应。活动期病灶有强化，激素治疗后或慢性期则无强化。

3. 鉴别诊断

（1）老年脑：可以出现脑白质变化，但正常老年人无多发硬化的临床病表现，且很少60岁以后发病。

（2）SLE：患者有时脑白质改变类似多发硬化，但脑室周围白质变化较重，外周部分白质变化较轻，脑皮质常伴萎缩。

4. 特别提示

MRI对硬化斑的显示远较CT敏感，尤其是在小脑和脑干。激素治疗效果较好。MRI矢状面上有特征表现，病灶为条状垂直于侧脑室。硬化斑T_1WI呈稍低或等信号，T_2WI和水抑制像均呈高信号。

微信扫码
◆临床科研
◆医学前沿
◆临床资讯
◆临床笔记

第九章　五官及颈部疾病的 CT 诊断

第一节　基本病变 CT 表现

一、眼和眼眶

1. 形态改变

有变形、扩大、缩小甚至消失，可以发生在眼眶、眼球、眼肌等结构，通常提示眼部外伤、畸形、肿瘤等病变的存在。

2. 位置改变

指正常眶内各结构发生移位，表现为上下左右及前后位置的改变，通常提示有占位性病变。

3. 骨质改变

骨质中断为外伤骨折所致，骨质破坏提示恶性肿瘤或转移瘤，骨质增生多见于脑膜瘤或炎性病变。

4. 异常密度

低密度提示含脂肪性病变或积气，等密度多见于炎性或肿瘤性病变，高密度见于骨瘤，钙化见于视网膜母细胞瘤。

二、耳部

1. 颞骨结构及形态

改变外耳道狭窄、闭锁，听小骨融合等。

2. 颞骨骨质变化

骨质增生常见炎性病变，骨质破坏常见胆脂瘤及恶性肿瘤。

3. 乳突气房的改变

乳突气房的发育程度，乳突气房密度增高及积液提示急性炎症，低密度的结节影常提示胆脂瘤形成。

三、鼻和鼻窦

1. 鼻窦

正常鼻窦含气，黏膜不显影。黏膜增厚时，提示慢性炎症；窦腔内积液或见液平时，提示急性炎症。鼻窦内肿瘤、息肉表现为窦腔内中等软组织密度影。

2. 骨质改变

鼻窦黏液囊肿可使窦腔扩大，骨质变薄。鼻窦恶性肿瘤及少部分炎性病变引起骨质破坏。

四、鼻咽部

1. 鼻咽部大小形态

改变鼻咽部肿瘤、咽后壁脓肿常致鼻咽部后壁、顶壁增厚，鼻咽腔狭小，咽旁间隙受压变小。

2. 颅底骨质吸收及破坏

常见于鼻咽癌转移瘤。

五、口腔颌面部

1. 形态改变

颌骨可有变形、增大、缩小甚至消失，通常提示面部外伤、畸形、肿瘤等病变的存在。

2. 位置改变

指正常颌面部各结构发生移位，表现为上下左右及前后位置的改变，通常提示有占位性病变或畸形。

3. 骨质改变

骨质中断为骨折所致，骨质破坏提示恶性肿瘤或转移瘤等。

4. 异常密度

表现为低密度提示含脂肪性病变或积气，等密度多见于炎性或肿瘤性病变，高密度见于骨瘤、钙化等。

六、喉部

1. 喉腔结构及形态改变

一侧或双侧声带增厚、肿块可引起喉腔变形，喉室狭窄。

2. 喉部周围间隙及软骨

喉部恶性肿瘤向外侵犯时，周围脂肪间隙低密度影消失，软骨破坏。

七、颈部

1. 淋巴结肿大

一般正常淋巴结小于 5 mm，5 ～ 8 mm 提示可疑淋巴结增大，大于 8 mm 则认为是淋巴结增大，常见有炎症、结核、转移瘤、淋巴瘤等。超声表现为类圆形，中央髓质为强回声，周边皮质为低回声。CT 为等密度肿块，位于颈部各间隙内，增强后均匀、不均匀或环形强化。颈部淋巴结的全面准确地显示，对恶性肿瘤的分期具有重要价值。

2. 软组织肿块与病变的密度

软组织肿块见于各种肿瘤、炎症。CT 分病灶囊性与实性有重要价值，增强扫描可以观察病灶的血供及侵犯的范围。

3. 正常结构移位和病变部位

正常结构移位见于各种占位性病变。病变所在部位对诊断具有重要价值；颈前区病变常来源于甲状腺；颈外侧区病变有颈动脉体瘤、神经鞘瘤、神经纤维瘤、淋巴管瘤、转移瘤等。

4. 气管、血管狭窄闭塞

见于外伤、肿瘤、气管软骨坏死等。

第二节　常见疾病 CT 诊断

一、眼部常见疾病

（一）眼部外伤

1. 眼部异物

（1）病理和临床概述：眼部异物系常见眼部外伤，异物分为金属性（铜、铁、钢、铅及其合金）和非金属性（玻璃、塑料、橡胶、沙石等）。眼部异物可产生较多并发症如眼球破裂、晶状体脱位、眼球固缩、出血和血肿形成、视神经创伤、眶骨骨折、海绵窦动静脉瘘、感染等。临床表现多样。

（2）诊断要点：金属异物 CT 表现为高密度影，CT 值大于 2 000 HU，周围可有明显的放射状金属伪影；非金属异物又分为：①高密度，如沙石、玻璃，CT 值大于 300 HU，一般无伪影。②低密度，如植物类、塑料，CT 值为 -199 ～ +20 HU（图 9-1）。

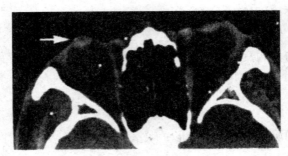

图 9-1　右眼异物

右侧眼角膜见小点状高密度影，临床证实为石头溅入

（3）鉴别诊断：①眼内钙化，分为眼球内钙化和球后眶内钙化，多见于肿瘤、血管性病变，CT 可见肿块影，可以区别。②人工晶体，询问病史可以区别。③眶内气肿：异物具有固定的形状，有助于区别。

（4）特别提示：X 线不易确定异物位于眼球内或眼球外，CT 能准确显示异物的部位、数目及其并发症，并能定位。对于密度同玻璃体相近的异物，CT 不能显示，MRI 显示良好。

2. 眼球及眶部外伤

（1）病理和临床概述：眼球及眶部外伤包括软组织损伤和眼部骨折。前者以晶状体破裂和眼球穿通伤多见。晶状体破裂表现为外伤性白内障，视力下降或丧失；穿通伤致眼球破裂，最终致眼球萎缩，眼球运动障碍，视力丧失。后者以眶壁、视神经管骨折多见。

（2）诊断要点：①晶状体破裂 CT 表现为晶状体密度减低直至晶状体影像和玻璃体等密度而消失。②穿通伤常伴局部出血（血肿）、少量积气、晶状体脱位、视神经损伤及眼球破裂等表现。③眼眶骨折多发生于骨壁较薄弱部位，如眼眶内侧壁、眶底、眶尖、蝶骨大翼骨折等。表现为骨质连续性中断。④ CT 还可以确定眼内容物、视神经、眼肌、球后脂肪损伤情况及视神经管骨折情况（图 9-2）。

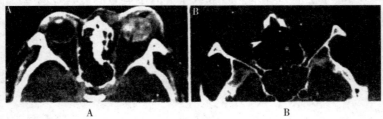

图 9-2　眼球及眶部外伤

A. 左侧眼球密度增高及球内可见少量气体，眼睑软组织肿胀。B. 右侧眼眶内侧壁骨折，筛窦密度增高，内直肌挫伤肿胀

（3）鉴别诊断：一般多有明确外伤史。正常眼眶内侧壁局部可为膜状结构，需与骨折鉴别，骨折时内直肌常表现挫伤改变。

（4）特别提示：早期诊断眼部外伤情况，对决定治疗方法和预后很重要。CT 能充分提供外伤信息。对于眼外肌和其周围纤维化情况 CT 有时不能区分，MRI 显示更好。

（二）眶内炎性病变

1. 炎性假瘤

（1）病理和临床概述：炎性假瘤病因不清，可能与免疫功能有关。本病男性多于女性，中年以上为主，一般为单侧发病，少数病例可以双侧发病。根据炎症累及的范围，可分为眶隔前炎型、肌炎型、泪腺炎型、巩膜周围炎、神经束膜炎及弥漫性炎性假瘤。也有人将炎性假瘤分为 4 型：弥漫型、肿块型、泪腺型和肌炎型。急性期主要为水肿和轻度炎性浸润，浸润细胞包括淋巴细胞、浆细胞和嗜酸性细胞，发病急，表现为眼周不适或疼痛、眼球转动受限、眼球突出、球结膜充血水肿、眼睑皮肤红肿、复视和视力下降等，症状的出现与炎症累及的眼眶结构有关。亚急性期和慢性期为大量纤维血管基质形成，病变逐渐纤维化，症状和体征可于数周至数月内缓慢发生，持续数月或数年。对激素治疗有效但容易复发。

（2）诊断要点：按 CT 表现可以一般按后者分型：肿块型、肌炎型、泪腺型和弥漫型。以肌炎型和肿块型较为常见。肿块型表现为球后边缘清楚、密度均匀的软组织肿块，可以同时显示眼环增厚、眼外肌和视神经增粗、密度增高及边缘不整齐等改变；肌炎型表现为眼外肌肥大，边缘不整齐，常累及眼肌附着点，可同时显示泪腺肿大；泪腺型表现为泪腺呈半网形、扁形、肿块状增大，边界清楚；弥漫型表现为眼外肌肥大和视神经增粗，且密度增高、眼环增厚，泪腺弥漫性增大，球后间隙密度增高，眶内各结构显示欠清（图 9-3）。

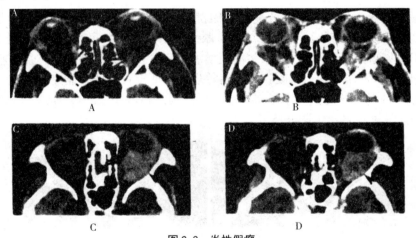

图 9-3 炎性假瘤

A、B. 为弥漫型炎性假瘤，眼外肌肥大和视神经增粗，且密度增高、眼环增厚，泪腺弥漫性增大，球后间隙密度增高，眶内各结构显示欠清，增强扫描呈不均匀中等强化；C、D. 为肿块型炎性假瘤，左眼眶球后视神经与外直肌间可见一肿块，边界尚清，增强扫描有轻度均匀强化

（3）鉴别诊断：格氏眼病，表现为肌腹增粗，附着于眼球壁上的肌腱不增粗，常是双侧下直肌、上直肌、内直肌肌腹增粗，临床有甲状腺功能亢进表现。部分患者横断位扫描眼外肌增粗如肿块样，应行冠状位或 MRI 检查。

（4）特别提示：临床激素治疗可以明显好转。

2. 眶内蜂窝织炎

（1）病理和临床概述：眶内蜂窝织炎为细菌引起的软组织急性炎症，病菌多为溶血性链球菌或金黄色葡萄球菌。大多为鼻窦或眼睑炎症蔓延所致，或由于外伤、手术、异物及血行感染等引起。临床表现为发热、眼睑红肿，球结膜充血、运动障碍、视力降低，感染未及时控制，可引起海绵窦及颅内感染。

（2）诊断要点：CT 检查可以明确显示病变范围，区别炎症与脓肿。表现为眼睑软组织肿胀；眼外肌增粗，边缘模糊；眶内脂肪影为软组织密度取代，内见条状高密度影，泪腺增大；骨膜下脓肿表现为紧贴骨壁肿块，见小气泡影或环状强化（图 9-4）。

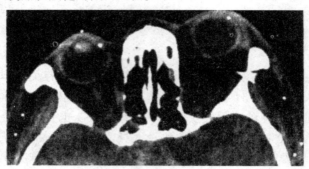

图 9-4　眶内蜂窝织炎
左侧球后脂肪密度增高，可见条状影及模糊改变，左侧眼睑肿胀。眼球突出

部分患者有眼球壁增厚，密度同眼外肌或略低，增强后病变明显不均匀强化。

发生骨髓炎表现为眶骨骨质破坏，伴骨膜反应，周围见不规则软组织。

（3）鉴别诊断：眶内转移性肿瘤，发生在眶骨、肌锥内外、眼外肌，其中 60% 发生在肌锥外，20% 为弥漫性，2/3 患者伴有眶骨改变，临床有原发病史。

（4）特别提示：眼部 CT 检查可以明确炎症范围、侵袭眼眶途径、观察疗效及有无颅内侵犯。MRI 检查对诊断亦有帮助。

3. 格氏眼病

（1）病理和临床概述：甲状腺功能改变可有眼部症状。仅有眼症状而甲状腺功能正常者称为眼型 Graves 病；甲状腺功能亢进伴有眼征者称为 Graves 眼病，多数格氏眼病，有甲状腺功能亢进，甲状腺增大和眼球突出。病理改变眼外肌肥厚、眶脂肪体积增加，镜下表现为淋巴细胞、浆细胞浸润。

临床表现：格氏眼病发作缓慢，有凝视、迟落等表现。严重者眼球明显突出固定，视力明显减退。

（2）诊断要点：CT 检查多数为对称性眼外肌增大，眼肌增大呈梭形，肌腹增大为主；边缘光滑清晰，以内直肌、下直肌较多累及（图 9-5）。

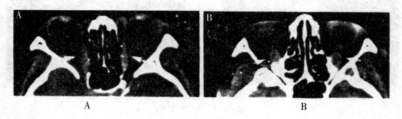

图 9-5　格氏眼病
甲状腺功能亢进，眼球突出，A 图双眼内直肌肌腹明显增粗（箭头所指），肌腱未见增粗；B 图双眼下直肌明显增粗（箭头所指）

视神经增粗和眼球突出，球后脂肪体积增加，显示清晰，眶隔前移，可与炎性假瘤鉴别。

少数患者表现为眶内脂肪片状密度增高影，泪腺增大，眼睑水肿，甚至视神经增粗等征象。

（3）鉴别诊断：①炎性假瘤，主要是肌炎型假瘤需鉴别，表现为眼外肌肌腹和肌腱均增粗，上直肌、内直肌最易受累，眶壁骨膜与眼外肌之间脂肪间隙消失。②颈动脉海绵窦瘘，有外伤病史，眼球突出明显，听诊及血管搏动音，增强扫描显示眼上静脉明显增粗，MRI 斜矢状位可以清晰显示。③外伤性眼外肌增粗，表现眼肌肿胀，常见眶壁骨折、眼睑肿胀等征象。

（4）特别提示：CT 和 MRI 均能较好显示增粗的眼外肌，但 MRI 更易获得理想的冠状面和斜矢状面，显示上直肌、下直肌优于 CT，并可区分病变是炎性期还是纤维化期。

（三）眼部肿瘤

1. 视网膜母细胞瘤

（1）病理和临床概述：视网膜母细胞瘤是儿童常见肿瘤，90% 见于 3 岁以下，单眼多见。该肿瘤起源于视网膜内层，向玻璃体内或视网膜下生长，呈团块状，常有钙化和坏死，病灶可表现一侧眼球内多发结节或两侧眼球发病。临床表现早期多无症状，肿瘤较大可出现白瞳征、视力丧失，晚期出现青光眼、球后扩散、眼球突出等。肿瘤常沿视神经向颅内侵犯，累及脉络膜后可远处转移。

（2）诊断要点：CT 表现眼球后半部圆形或椭圆性高密度肿块，大部分见不规则钙化或一致性钙化，钙化呈团块状、斑点状或片状，钙化亦是本病的特征表现（图 9-6）。

侵犯视神经时显示视神经增粗，肿瘤非钙化部分增强扫描呈轻、中度强化。

（3）鉴别诊断：①眼球内出血，多有外伤史，无肿块。②眼球内寄生虫病，晚期一般为玻璃体内高密度影，CT 有时很难鉴别，B 超有助于区分钙化和寄生虫坏死后形成的高密度影。

（4）特别提示：CT 是诊断视网膜母细胞瘤的最佳方法，薄层高分辨率 CT 对肿瘤钙化显示达 90% 以上。CT 和 MRI 显示肿瘤的球后扩散较清楚，但 MRI 对于视神经和颅内转移及颅内异位视网膜母细胞瘤的显示率优于 CT。

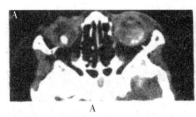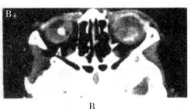

图 9-6　视神经母细胞瘤

女，4 岁，发现左眼瞳孔内黄光反射来院就诊。CT 可见双侧眼球内混杂密度肿块，其内有斑点状钙化。手术病理为视神经母细胞瘤（A 为平扫，B 为增强）

2. 视神经胶质瘤

（1）病理和临床概述：视神经胶质瘤是发生于视神经内胶质细胞的肿瘤，儿童多见，发生于成人具有恶性倾向，女性多于男性。本病伴发神经纤维瘤者达 15% ～ 50%。

临床最早表现为视野盲点，但由于患者多为儿童而被忽视。95% 患者以视力减退就诊，还表现为眼球突出，视盘水肿或萎缩。

（2）诊断要点：视神经条状或梭形增粗，边界光整，密度均匀，CT 值在 40 ～ 60 HU 之间，轻度强化，侵及视神经管内段引起视神经管扩大（图 9-7）。

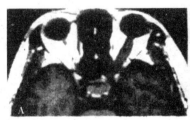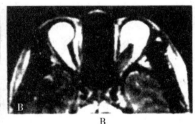

图 9-7　视神经胶质瘤

患者女性，39 岁，左眼视力减退 5 个月就诊，MRI 显示左侧视神经明显梭形增粗，边界光整，信号基本均匀

（3）鉴别诊断：

①视神经鞘脑膜瘤：主要见于成年人：CT 表现为高密度并可见钙化，边界欠光整；MRI 上和 T_1WI 和 T_2WI 均呈低或等信号，肿瘤强化明显，而视神经无强化，形成较具特征性的"轨道"征。

②视神经炎：主要指周围视神经鞘的炎性病变，有时与胶质瘤不易鉴别。

③视神经蛛网膜下隙增宽：见于颅内压增高，一般有颅内原发病变。

（4）特别提示：MRI 检查容易发现肿块是否累及球壁段、管内段或颅内段；有利于区别肿瘤与蛛网膜下隙增宽，因此为首选检查方法。MRI 增强显示更好。

3. 皮样囊肿或表皮样囊肿

（1）病理和临床概述：眼眶皮样囊肿或表皮样囊肿由胚胎表皮陷于眶骨间隙内没有萎缩退化形成，可不定期地潜伏，儿童期发病多见。临床表现为缓慢进行性无痛性肿物，伴眼球突出、眼球运动障碍等。

（2）诊断要点：CT 表现为均匀低密度或混杂密度肿块，其内含有脂肪密度结构。常伴邻近骨壁局限性缺损，囊壁强化而囊内无强化。眼球、眼外肌、视神经受压移位。

（3）鉴别诊断：应与泪腺肿瘤、组织细胞增殖症等病变鉴别。根据病变特征一般可以鉴别。

（4）特别提示：CT 能很好地显示囊肿典型 CT 密度和骨质缺损，一般容易诊断。若 CT 诊断困难，MRI 能显示肿块信号特点，一般可明确诊断。

4. 泪腺良性混合瘤

（1）病理和临床概述：泪腺良性混合瘤又称良性多形性腺瘤。见于成人，平均发病年龄 40 岁，无明显性别差异。多来源于泪腺眶部，肿物呈类圆形，有包膜，生长缓慢，可恶变。表现为眼眶前外上方相对固定、无压痛的包块，眼球向前下方突出，肿瘤生长较大时可引起继发性视力下降等。

（2）诊断要点：CT 表现为泪腺窝区肿块，软组织密度，均匀，少见钙化，边界光整；泪腺窝扩大，骨皮质受压，无骨质破坏征象；明显强化。还可有眼球、眼外肌及视神经受压移位改变（图 9-8）。

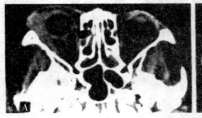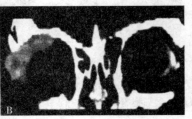

图 9-8　泪腺良性混合瘤

患者男性，52 岁，发现有眼眶外侧肿块 3 年，近来感觉有增大，CT 检查显示右侧泪腺区占位，呈等稍高均匀密度，边界欠清，眼球轻度受压移位。手术病理为泪腺良性混合瘤，有恶变倾向

（3）鉴别诊断：①泪腺恶性上皮性肿瘤：肿瘤边缘多不规则，常伴有泪腺窝区骨质破坏改变。②泪腺非上皮性肿瘤：形态不规则，一般呈长扁平形，肿块常包绕眼球生长。

（4）特别提示：CT 能较好地显示肿块的形态、边缘和眶骨改变，定性诊断优于 MRI。但 MRI 在显示泪腺肿瘤是否累及额叶脑膜或脑实质方面具有优势。

5. 海绵状血管瘤

（1）病理和临床概述：海绵状血管瘤是成年人最常见的原发于眶内的肿瘤，约占眶内肿瘤的 4.6% ~ 14.5%，发病年龄平均 38 岁，女性占 52% ~ 70%，多单侧发病。本病为良性，进展缓慢。临床表现缺乏特征性。最常见的为轴性眼球突出，呈渐进性，晚期引起眼球运动障碍。

（2）诊断要点：CT 检查肿瘤呈圆形、椭圆形或梨形，边界光整，密度均匀，CT 值平均 55 HU。肿瘤不侵及眶尖脂肪。增强扫描有特征的"渐进性强化"，即肿瘤内首先出现小点状强化，逐渐扩大，随时间延长形成均匀的显著强化。强化出现时间快，持续时间长也是本病的强化特点，因此，增强扫描对本病诊断有重要临床意义（图 9-9）。

（3）鉴别诊断：①神经鞘瘤：典型的神经鞘瘤密度较低且不均匀，增强后呈轻、中度快速强化。眶尖神经鞘瘤可形成眶颅沟通性肿瘤。MRI 检查更有利于显示神经鞘瘤的病理特征。②海绵状淋巴管瘤：肿瘤内密度不均匀，可并发出血，有时难以鉴别。

（4）特别提示：MRI 显示肿瘤信号。显示"渐进性强化"征象、定位和定性诊断优于 CT。

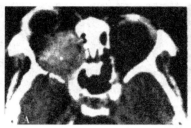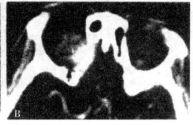

图 9-9　球后海绵状血管瘤

患者女性，43 岁，右眼突出半年就诊，CT 检查见右眼球后方视神经与内直肌间肿块，密度稍高，均匀，
筛骨板受压变形（A），增强扫描动脉期有明显片状强化，静脉期呈明显均匀强化（B）

此外有眼外肌、视神经、眼球受压移位，眶腔扩大等征象。

6. 脉络膜黑色素瘤

（1）病理和临床概述：脉络膜黑色素瘤是成年人中最常见的原发性恶性肿瘤，主要发生于 40～50 岁。多起自先天性黑痣，好发于脉络膜后 1/3 部位，肿瘤形成典型的蘑菇状肿物，伴有新生血管，可引起出血和渗血。常向玻璃体内扩展。肿瘤易侵犯血管，较早发生转移。临床表现与肿瘤位置和体积相关。

（2）诊断要点：CT 表现为眼环局限性增厚，肿瘤蘑菇状或半球形，同玻璃体相比为高密度，向球内或球外突出，增强扫描明显强化（图 9-10）。

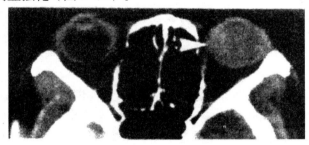

图 9-10　脉络膜黑色素瘤

男性，57 岁，因视物变形 3 个月，加重 2 d 来院就诊。CT 平扫可见左眼球内等密度球形肿块，密度均匀，
边界清楚。手术病理为脉络膜黑色素瘤

如肿块内有坏死或囊变，则强化不均。典型脉络膜黑色素瘤表现为蘑菇状，基底宽，颈细。不典型可呈半球形或平盘状。

（3）鉴别诊断：①脉络膜血管瘤，一般呈圆形，T_1WI 同脑实质呈低信号或等信号，T_2WI 与玻璃体相比呈等或略高信号，强化不明显。②脉络膜转移瘤，主要根据眼底镜表现和有无原发肿瘤鉴别。③脉络膜剥离出血，通过增强鉴别，无强化。

（4）特别提示：由于黑色素瘤含有顺磁性物质，MRI 表现为短 T_1 短 T_2 信号，表现较具有特征性，可以首先选择 MRI 检查。增强扫描有助于清楚显示较小肿瘤，鉴别肿瘤与血肿、视网膜剥离，鉴别恶性黑色素瘤与黑色素细胞瘤。脂肪抑制技术与增强扫描联合运用可更好地显示较小肿瘤。

7. 转移性肿瘤

（1）病理和临床概述：转移性肿瘤发生于眼眶、眼球、球后组织和视神经鞘，当侵犯软组织时可位于肌锥内或肌锥外。成人的转移一般多来自于肺癌、乳腺癌、胃癌等，主要表现为眼球突出，疼痛，眼球运动障碍，视力减退等；儿童则多为肾脏恶性肿瘤或其他肉瘤类，如肾母细胞瘤、神经母细胞瘤、尤因肉瘤等，常转移至眼眶，表现为迅速发生的进行性眼球突出，伴有眼睑皮肤瘀血。

（2）诊断要点：转移瘤可发生在眶骨、肌锥内外、眼外肌，也可为弥漫性；CT 通常表现为单发或多灶性不规则肿块，呈浸润性，与眼外肌等密度，增强后有不同程度强化（图 9-11）；大多数有肿块效应，可引起突眼；大部分患者有眶骨破坏，为溶骨性改变，少数发生成骨性转移。

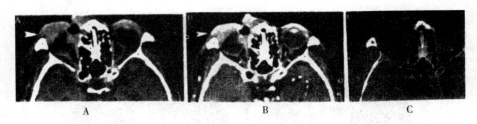

A   B   C

图 9-11 转移瘤

67 岁男性患者，发现右眼视物不清伴肿块半年，3 年前有结肠癌手术史。CT 平扫可见右眼前部分、内直肌及鼻根部肿块影（A），增强扫描肿块有明显强化（B）；鼻根部骨质有破坏吸收征象（C）

（3）鉴别诊断：①眶内炎症性病变，应与眶骨骨髓炎鉴别，主要根据临床表现，鉴别困难者行活检。②淋巴瘤，常发生于眼睑、结膜、泪腺，并沿脊椎外间隙向后延伸，肿块后缘锐利，常包绕眼球生长，转移瘤大多为多灶性，伴有眶骨改变，多有原发病史。

（4）特别提示：CT 和 MRI 均能清楚显示肿瘤，CT 对显示眶骨骨质破坏有优势；MRI 对侵犯眶骨的软组织肿块和颅内结构肿瘤侵犯显示较好。

二、耳部常见疾病

（一）耳部外伤

1. 病理和临床概述

耳部外伤中颞骨外伤包括颞骨骨折和听小骨脱位。其中乳突部骨折为最多见，多因直接外伤所致，分为纵行骨折、横行骨折、粉碎性骨折。听小骨外伤表现为传导性耳聋。面神经管外伤则于外伤后出现延迟性面神经麻痹。

2. 诊断要点

颞骨外伤引起的骨折，须在 1 ~ 2 mm 薄层扫描观察，骨折可形成气颅，还可以显示乳突内积液或气液平。岩部骨折分为纵行（图 9-12）（平行于岩骨长轴，占 80%）、横行（垂直于岩骨长轴，占 10% ~ 20%）及粉碎性骨折。骨折好发于上鼓室外侧，常累及上鼓室及面神经前膝。迷路骨折多为横行骨折，但累及岩部的纵行骨折亦可累及迷路，均致感音神经性聋。少见迷路出血机化，表现为膜迷路密度增高。

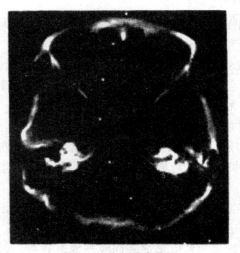

图 9-12 左侧乳突骨折
左侧乳突见斜行骨折线，乳突气房密度增高

听小骨外伤 HRCT 显示听小骨骨折或脱位，因结构细小容易漏诊，三维螺旋 CT 对显示听小骨有独特的优越性，锤砧关节脱位或砧镫关节脱位常见。

3. 鉴别诊断

正常耳部，有明确外伤史及乳突积液等情况。

4. 特别提示

临床怀疑颞骨部骨折时首选 HRCT，必要时应加扫冠状位；面神经管损伤者，MRI 显示较好。

（二）耳部炎性病变

1. 中耳乳突炎

（1）病理和临床概述：中耳乳突炎多见于儿童，为最常见的耳部感染性病变。急性渗出性者鼓膜充血、膨隆，慢性者鼓膜内陷或穿孔。临床常表现为听力减退，耳鸣耳痛，耳瘘等症状。

（2）诊断要点：CT 表现为中耳腔内水样密度增高影，黏膜增厚。部分病例转为慢性，中耳内肉芽组织形成，表现为中耳软组织样密度增高，鼓室、鼓窦开口扩大，乳突密度增高，硬化，听小骨破坏、消失（图 9-13）。

（3）鉴别诊断：①胆脂瘤，边界清楚甚至硬化，而骨疡型乳突炎边缘模糊不整。②耳部肿瘤，两者骨质破坏有时难以鉴别。

（4）特别提示：中耳炎检查可首选平片检查，怀疑骨疡型或颅内并发症者可选 CT 检查。

2. 胆脂瘤

（1）病理和临床概述：胆脂瘤一般在慢性炎症基础上发生，上鼓室为好发部位，胆脂瘤的发展途径为上鼓室、鼓窦入口、鼓窦，随着角化碎片增多，肿块逐渐增大。由于膨胀压迫，慢性炎症活动导致骨质破坏，上述部位窦腔明显扩大。有长期流脓病史，鼓膜穿孔位于松弛部。

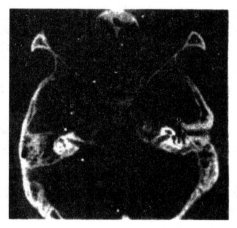

图 1-13　左侧中耳乳突炎
左侧中耳及乳突区密度增高，骨质未见破坏

（2）诊断要点：CT 表现为上鼓室、鼓窦入口、鼓窦骨质受压破坏，腔道扩大，边缘光滑伴有骨质硬化，扩大的腔道内为软组织密度，增强扫描无强化。CT 检查还在于发现并发症：鼓室盖骨质破坏；乙状窦壁破坏；内耳破坏；乳突外板破坏（图 9-14）。

（3）鉴别诊断：①慢性中耳炎，骨质破坏模糊不清，以此鉴别。②中耳癌，中耳癌表现为鼓室内软组织肿块，周边骨壁破坏，增强 CT 见肿块向颅中窝或颅后窝侵犯。③面神经瘤，MRI 增强扫描明显强化，而胆脂瘤扫描无强化。

（4）特别提示：CT 除能确定诊断外，还能清晰显示鼓室盖及乙状窦情况，为手术提供良好帮助。

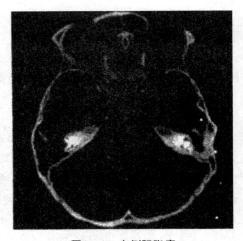

图 9-14　左侧胆脂瘤
上鼓室及乳突开口扩大，骨质破坏，边缘较光整

（三）耳部肿瘤

1. 颞骨血管瘤

（1）病理和临床概述：颞骨血管瘤包括血管瘤和血管畸形，可发生于外耳道、中耳、面神经管前膝、内耳道底，少见于后膝。临床表现为进行性面肌力弱，搏动性耳鸣及听力障碍等。

（2）诊断要点：①鼓室、上鼓室软组织肿块。②肿块内钙化或骨针。③骨质蜂窝状或珊瑚状结构和骨质膨大。④面神经管前膝破坏或迷路扩大。⑤内耳道壁破坏。⑥岩骨广泛破坏，骨质破坏边缘不整。

（3）鉴别诊断：①面神经肿瘤，首发面瘫，面神经管区占位，局部管腔扩大，骨破坏，CT 鉴别困难者，DSA 可帮助诊断。②鼓室球瘤，CT 增强明显强化，MRI 特点为肿块内多数迂曲条状或点状血管流空影，DSA 检查可确诊。

（4）特别提示：CT 为首选，MRI 可确定肿瘤范围，DSA 显示异常血管结构，有较大诊断价值。

2. 外中耳癌

（1）病理和临床概述：外中耳癌少见，多见于中老年人，病理为鳞癌，常有慢性耳部感染或外耳道炎病史。少数为基底细胞癌及腺癌。临床表现早期为耳聋，耳道分泌物，或水样或带血或有臭味，多耳痛难忍。晚期常有面瘫。

（2）诊断要点：CT 示外耳道、鼓室内充满软组织肿块。外耳道骨壁侵蚀破坏边缘不整。肿块可累及外耳道骨壁、上鼓室、耳蜗、面神经管、颈静脉窝及岩骨尖，增强见肿块向颅中窝、颅后窝侵入破坏（图9-15）。

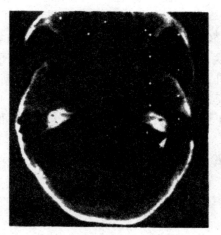

图 9-15　左外中耳中分化鳞癌

患者男性，78 岁，左耳部肿块 1 年余，CT 平扫可见外耳道、鼓室内充满软组织肿块，外耳道、鼓室骨壁侵蚀破坏边缘不整。术后病理为外中耳中分化鳞癌

（3）鉴别诊断：①恶性外耳道炎，鉴别困难，需活检。②颞骨横纹肌肉瘤，多见于儿童，表现为颞骨广泛破坏，并有软组织肿块，增强有高度强化。

（4）特别提示：CT 增强扫描是目前常用检查方法。MRI 显示肿瘤范围更佳，T_1 加权呈中等稍低信号，T_2 加权呈稍高信号，增强有强化。最后确诊需病理活检。

（四）耳部先天性畸形

1. 病理和临床概述

外耳和中耳起源于第一、二鳃弓和鳃沟及第一咽囊，内耳由外胚层的听泡发育而来。这些结构的发育异常常可导致畸形单独发生或同时存在。外耳、中耳畸形临床上较多见。

2. 诊断要点

外耳道闭锁表现为骨性外耳道狭窄或缺如（图 9-16）；中耳畸形可见鼓室狭小和听小骨排列紊乱或缺如；内耳畸形显示前庭、半规管和耳蜗结构发育不全或完全不发育，呈单纯的圆形膜性腔影或致密骨。

3. 鉴别诊断

一般无须鉴别。

4. 特别提示

CT 为确定骨性畸形的首选，MRI 容易观察迷路，很好诊断内耳畸形。

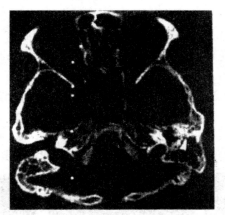

图 9-16　外耳道先天性骨性闭锁畸形
CT 高分辨率扫描可见左侧骨性外耳道缺如，但耳蜗、听小骨存在

三、鼻窦常见病变

（一）鼻窦炎

1. 病理和临床概述

鼻窦炎按病因分有化脓性、过敏性和特源性炎症，炎症可发生于单个窦腔，亦可多个。慢性期黏膜可以肥厚或萎缩，表现为息肉样肥厚、息肉、黏膜下囊肿等。化脓性炎症慢性期骨壁增厚、硬化。

2. 诊断要点

CT 表现为黏膜增厚和窦腔密度增高，长期慢性炎症可导致窦壁骨质增生肥厚和窦腔容积减小（图 9-17）。窦腔软组织影内见不规则钙化提示并发真菌感染。窦腔扩大，窦腔呈低密度影，增强后周边强化，窦壁膨胀性改变提示鼻窦黏液囊肿。

3. 鉴别诊断

①鼻窦内良性肿瘤，鼻窦内肿块密度较高，增强扫描轻中度强化。②而鼻窦炎症积液不会发生强化。③毛霉菌、曲霉菌等真菌感染时，窦腔内密度较高，可见钙化，部分引起骨质破坏，须与恶性病变鉴别。

4. 特别提示

鼻窦炎临床无明显症状而影像学检查可有阳性表现，X 线平片发现率约 20%，CT 对鼻窦炎的分型及分期具有重要意义。MRI 检查窦腔常为较高信号，增强后只有黏膜呈环形强化。

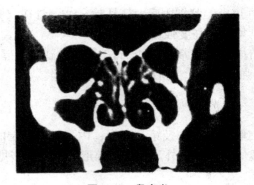

图 9-17 鼻窦炎

鼻窦炎，双侧上颌窦、筛窦黏膜不规则增厚

（二）黏液囊肿

1. 病理和临床概述

鼻窦黏液囊肿系鼻窦自然开口受阻，窦腔内黏液潴留，长时间后形成囊肿。黏液囊肿多见于额窦、筛窦，蝶窦较少见。较大的囊肿可产生面部畸形或压迫症状，如头痛、眼球突出及移位等，囊肿继发感染则有红肿热痛等症状。

2. 诊断要点

CT 表现为窦腔内均质密度增高影，CT 值 20 ~ 30 HU，窦腔膨大，窦壁变薄。增强扫描囊壁可有线样强化。若经常继发感染，则出现窦壁骨质毛糙、增生（图 9-18）。

3. 鉴别诊断

①鼻窦炎症，主要表现为黏膜肥厚和积液，而囊肿主要为局限性有张力的肿块，边界光整规则。②良性肿瘤，根据有无强化鉴别。

4. 特别提示

X 线片观察以瓦氏位最佳，表现为窦腔内半球形软组织密度减低影，可见弧形边缘。

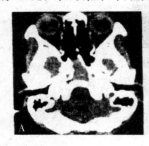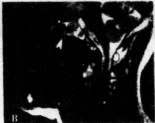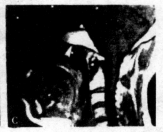

图 9-18 蝶窦黏液囊肿

图 A. CT 横断位平扫显示有侧蝶窦密度明显高，边缘骨质压迫吸收（箭头）；图 B、C. MRI 矢状位 T_2、T_1WI 扫描，可见蝶窦内蛋白含量较高的囊液，T_2WI 图呈等低信号，T_1WI 图呈均匀高信号

（三）黏膜下囊肿

1. 病理和临床概述

黏膜下囊肿是鼻窦黏膜内腺体在炎症或变态反应后，腺体导管开口阻塞，黏液潴留，腺体扩大所致，或黏膜息肉囊性变，此类囊肿均位于黏膜下。上颌窦好发，额窦、蝶窦次之。

2. 诊断要点

CT 扫描见鼻窦内类圆形偏低密度影，边缘光滑，基底常位于上颌窦底壁、内壁或外侧壁。增强扫描无强化（图 9-19）。

3. 鉴别诊断

鼻窦炎症，良性肿瘤。

4. 特别提示

X 线片表现各异，基本表现为窦腔密度减低和窦腔膨大，窦壁受压改变。MRI 扫描因黏液囊肿信号差异较大，应用不多。

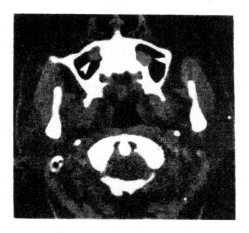

图 9-19 上颌窦黏膜下囊肿
上颌窦见小囊状高密度灶，边缘较光整

（四）鼻和鼻窦良性肿瘤

1. 病理和临床概述

最多见的是乳头状瘤。男性多见，多发生于 40 ~ 50 岁，主要临床表现有鼻塞、流涕、鼻出血、失嗅、溢泪等。常复发，2% ~ 3% 恶变。

2. 诊断要点

CT 表现为鼻腔或筛窦软组织肿块，较小时呈乳头状，密度均匀，轻度强化。阻塞窦口引起继发性鼻窦炎改变，增强检查有助于区别肿瘤与继发炎性改变，肿瘤有强化。可侵入眼眶或前颅窝（图 9-20）。

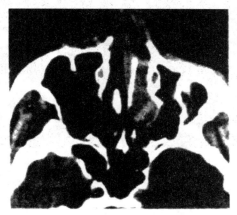

图 9-20 左侧鼻腔乳头状瘤
患者男性，15 岁，反复鼻塞、出血半年，CT 显示左侧鼻腔内密度不均匀软组织影，左侧上颌窦壁有受压变形，手术病理为乳头状瘤

肿瘤迅速增大，骨质破坏明显应考虑有恶变可能。

3. 鉴别诊断

①慢性鼻窦炎鼻息肉，一般骨质破坏不明显。②血管瘤，可有明显强化。③黏液囊肿，窦腔膨胀性扩大。④恶性肿瘤有骨质明显破坏。定性诊断需要病理学检查。

4. 特别提示

鼻和鼻窦良性肿瘤少见，但组织学种类众多，准确鉴别比较困难，主要依靠病理检查。首先选择 CT 检查，对于手术后或放疗后纤维瘢痕与复发鉴别困难者，可辅以 MRI 检查。

（五）鼻窦恶性肿瘤

1. 病理和临床概述

鼻窦恶性肿瘤包括上皮性恶性肿瘤（鳞癌、腺癌和未分化癌等）和非上皮性恶性肿瘤（嗅神经母细胞瘤、横纹肌肉瘤、淋巴瘤和软骨肉瘤等），鳞癌最常见。鼻窦恶性肿瘤较罕见，以上颌窦癌最常见。上颌窦癌大多数为鳞状上皮癌。早期肿瘤局限于窦腔内时，无窦壁骨质破坏，难以明确诊断，需组织学诊断定性。临床常表现血性鼻涕、鼻塞、牙齿疼痛及松动、面部隆起及麻木、眼球运动障碍、张口困难等。

2. 诊断要点

CT表现为鼻腔和（或）鼻窦内软组织肿块，一般密度均匀。肿块较大时可有液化坏死，部分病例还可见钙化，如腺样囊性癌、软骨肉瘤、恶性脊索瘤等，肿物呈侵袭性生长，恶性上皮性肿瘤随肿瘤的发展直接侵及邻近结构如眼眶、翼腭窝、颞下窝、面部软组织甚至颅内等。绝大多数有明显的虫蚀状骨质破坏，中度或明显强化。

上颌窦癌向前侵犯时，前壁骨质破坏伴有皮下软组织增厚或肿块隆起；后壁破坏时可累及翼腭窝、颞下窝及翼内外板，翼腭窝见软组织肿块；向上侵犯时，肿瘤破坏眼眶底壁伴有肿块，下直肌和下斜肌可受累；向内上方侵犯时，可破坏筛窦，在鼻腔内形成肿块（图9-21）。

3. 鉴别诊断

①炎症，早期肿瘤局限于窦腔内时，无窦壁骨质破坏，与炎症难以鉴别，明确诊断需组织学诊断定性。②转移瘤，有原发病史，骨质破坏一般范围较广泛。

4. 特别提示

不同部位恶性肿瘤的CT表现及诊断各具有一定特点。CT对定位诊断和定量诊断具有重要作用。CT检查对肿瘤侵犯的部位、范围、颈部淋巴结转移情况以及放疗或手术后复查同样具有重要意义。

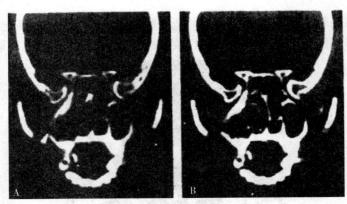

图9-21　上颌窦癌

右侧上颌窦内见软组织肿块，内、外侧窦质破坏

四、咽部常见疾病

（一）鼻咽腺样体增生

1. 病理和临床概述

腺样体（咽扁桃体）是位于鼻咽顶部的一团淋巴组织，在儿童期可呈生理性肥大，腺样体增生5岁时最明显，以后逐渐缩小，15岁左右达成人状态。腺样体肥大可引起呼吸道不畅或反复性上呼吸道感染，临床主要表现有鼻塞、张口呼吸、打鼾，影响咽鼓管时导致分泌性中耳炎。

2. 诊断要点

CT表现为顶壁、后壁软组织对称性增厚，表面可不光滑，增强后均匀强化，两侧咽隐窝受压狭窄，咽旁间隙、颈长肌等结构形态密度正常，颅底无骨质破坏（图9-22）。

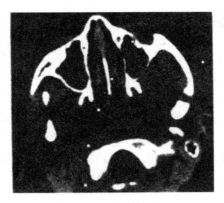

图 9-22 腺样体肥大

患者男性，8 岁，打鼾加重就诊，CT 检查可见顶壁、后壁软组织对称性增厚，表面光滑，两侧咽隐窝受
压狭窄

3. 鉴别诊断

一般可明确诊断。

4. 特别提示

临床检查即可以明确诊断，作 X 线平片侧位检查有助于了解腺样体大小，CT 检查可以明确显示腺
样体情况，并有助于鉴别诊断。

（二）鼻咽部纤维血管瘤

1. 病理和临床概述

纤维血管瘤是常见的良性肿瘤，多见于男性青少年。组织学上，肿瘤由结缔组织和扩张的血管组成，
由于血管缺乏肌层，容易出血，随着年龄增长，病灶可纤维化，部分可自行消退。主要症状为鼻阻塞、
鼻出血。

2. 诊断要点

肿瘤常位于鼻咽顶壁或后鼻孔，呈软组织密度，边界清晰，呈膨胀生长，周围骨质可压迫吸收，肿
块有沿自然孔道、裂隙生长趋势，可经后鼻孔长入同侧鼻腔，蝶腭孔扩大，肿瘤长入翼腭窝、颞下窝，
向上可破坏颅底骨质，侵入蝶窦或海绵窦，肿块境界清楚，密度一般均匀，肿瘤强化异常明显（图 9-23）。

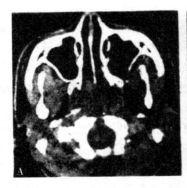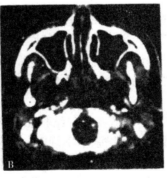

图 8-23 鼻咽部纤维血管瘤

鼻咽部顶后壁软组织肿块（图 A），增强扫描明显均匀强化（图 B）

3. 鉴别诊断

①鼻咽癌，一般年龄较大，临床常见同吸性涕血，咽旁间隙一般显示清晰，DSA 检查肿块血管多显著，
可作鉴别。②腺样体增生，多发生于婴幼儿，一般 15 岁后逐渐萎缩，无鼻出血症状。

4. 特别提示

MRI T_1WI 呈低信号，T_2WI 呈明显高信号，强化明显，瘤内可见低信号条状或点状影，称为"椒盐征"。
DSA 肿瘤富含血管，可明确肿瘤供血动脉及引流静脉，同时可进行介入治疗。

（三）鼻咽癌

1. 病理和临床概述

鼻咽癌（NPC）占鼻咽部恶性肿瘤的 90%，以结节型多见。好发年龄 30 ~ 60 岁，男性较多见。临床常见回吸性涕血，单侧耳鸣及听力减退，不明原因的复视及偏头痛。

2. 诊断要点

鼻咽癌病灶较小时，CT 表现为咽隐窝变浅或咽鼓管变平；肿瘤较大时，向鼻咽腔生长，顶后壁或侧壁不规则肿块，咽鼓管隆起变厚。咽旁间隙变小。鼻咽癌常侵犯周围结构，颅底骨质破坏多表现为溶骨性，部分病例为成骨性。鼻咽癌淋巴转移常位于颈后三角、颈静脉二腹肌淋巴结等，常显示中央低密度，周围有增强（图 9-24）。

3. 鉴别诊断

需要与鼻咽部慢性炎症、淋巴瘤、颈部淋巴结结核等鉴别。

4. 特别提示

CT 能明确鼻咽癌的侵犯范围及有无转移，并用于放疗后随访。

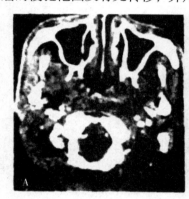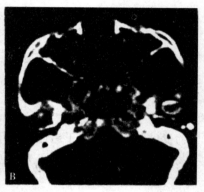

图 9-24　鼻咽癌

A. 图示左侧咽隐窝变浅，鼻咽部左后壁、咽旁间隙见软组织肿块（箭头），颈部血管旁淋巴结肿大；

B. 图示颅底见骨质破坏吸收（箭头）

（四）咽部脓肿

1. 病理和临床概述

咽部脓肿为临床常见疾病。咽周为疏松结缔组织、肌肉、筋膜构成的间隙，这些间隙感染较易形成积脓。根据感染的部位又分为扁桃体周围脓肿、咽后脓肿、咽旁间隙感染或脓肿。急性脓肿多见于儿童，常因咽壁损伤、异物刺伤、耳部感染、化脓性淋巴结炎等引起。慢性脓肿多见于颈椎结核、淋巴结结核所致的脓肿。临床上急性脓肿有全身炎症症状，咽痛，吞咽及呼吸困难等，脓肿破坏血管可引起出血。

2. 诊断要点

CT 显示软组织肿胀，呈略低密度，结核脓肿有时见脓肿壁钙化。脓肿突向咽腔，导致气道变形，脓肿与深部组织分界清或不清。增强呈不规则环形强化（图 9-25）。

3. 鉴别诊断

鉴别诊断包括外伤血肿、咽部囊性淋巴管瘤、鼻咽血管纤维瘤等。血肿 CT 呈高密度，MRI T_1WI，T_2WI 呈高信号。囊性淋巴管瘤为儿童头颈部较常见疾病，范围较广，与脓肿改变不同。鼻咽纤维血管瘤见于男性青少年，DSA 检查呈富血管肿瘤，CT 和 MRI 强化明显。

4. 特别提示

CT 增强扫描有重要价值；MRI T_1WI 见脓肿呈不均匀低信号，T_2WI 呈高信号，脓肿范围显示清楚，压迫周围组织器官移位。增强后脓肿壁强化，脓腔无强化。

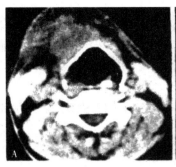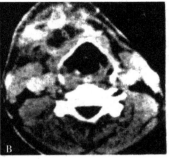

图 9-25　咽部脓肿

患者男性，12 岁，外伤后 10 d，发现右侧咽部肿胀，触之有波动感，CT 检查可见软组织明显肿胀，皮下
脂肪间隙模糊，有低密度团块影，增强扫描低密度影呈环形强化，为脓肿

五、口腔颌面部疾病

（一）造釉细胞瘤

1. 病理和临床概述

造釉细胞瘤是颌面部常见肿瘤，来源于牙板和造釉器的残余上皮和牙周组织的残余上皮。多见于
20 ~ 40 岁的青壮年，男女无差异，多发生于下颌骨。生长缓慢，初期无症状，后期颌骨膨大，面部畸形，
牙齿松动、脱落。可产生吞咽、咀嚼、语言、呼吸障碍，4.7% 恶变。

2. 诊断要点

病变呈囊状低密度区，周围囊壁境界清晰，呈锐利高密度囊壁。可清晰观察肿瘤的位置、边缘、内
部结构、密度及局部骨皮质情况（图 9-26）。

3. 鉴别诊断

包括牙源性囊肿和骨巨细胞瘤等。前者呈圆形低密度影，边缘光滑锐利，囊壁硬化完整，囊内可见
牙齿。后者呈分隔状，瘤壁无硬化。

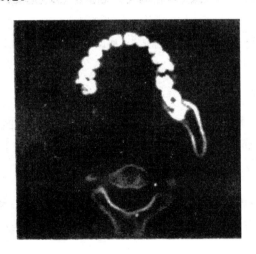

图 9-26　造釉细胞瘤

患者男性，18 岁，右侧下颌角肿胀半年，CT 检查显示右侧下颌角区膨胀性病变，内囊状低密度区，周围
囊壁境界清晰，呈锐利高密度骨质影

4. 特别提示

临床常以 X 线检查为主，分为 4 型：多房型占 59%，蜂窝型占 22%，单房型占 14%，恶变约 5%。
表现为单囊状、砂粒状、蜂窝状或多囊状低密度影，内见厚度不一的骨隔，囊壁边缘硬化，囊内有时见
到牙齿，局部骨皮质受压变形、膨隆、变薄。MRI 检查有一定的价值。

（二）口腔癌

1. 病理和临床概述

口腔癌是颌面部常见肿瘤，其中舌癌最为常见。临床表现为舌痛，肿瘤表面溃疡。病变发展引起舌运动受限，涎液多，进食、言语困难。

2. 诊断要点

肿瘤呈低密度，境界不清，侵犯舌根时局部不规则膨突，不均匀强化，常见颈部淋巴结肿大（图9-27）。

3. 鉴别诊断

需要与炎性包块相鉴别。

4. 特别提示

MRI 检查：T_1WI 呈均匀或不均匀低信号，境界不清，T_2WI 呈明显高信号。Gd–DTPA 增强肿瘤呈不均匀强化。同时伴颈淋巴结肿大。

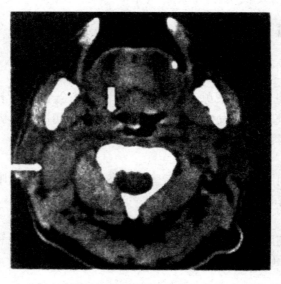

图 9-27　右侧口腔癌

患者男性，78 岁，舌右侧放射性痛半年，CT 检查显示右侧口咽部肿块（下箭头），右侧颈部淋巴结肿大（横箭头）

（三）腮腺肿瘤

1. 病理和临床概述

腮腺肿瘤 90% 来自腺上皮，良性者以混合瘤多见，多位于腮腺浅部；恶性者以黏液表皮样癌多见。良性病史长，可达 30 余年，无痛性包块，肿块质软，边界清楚。恶性病史短，侵犯神经引起疼痛和面神经麻痹，侵犯咀嚼肌群发生开口困难。

2. 诊断要点

良性肿瘤呈圆形或分叶状边界清楚的等密度或稍高密度影，轻至中等强化。恶性肿瘤呈境界不清稍高密度影，其内密度不均匀，呈不均匀强化，以及下颌骨骨质破坏，常合并颈部淋巴结肿大（图9-28）。

3. 鉴别诊断

包括下颌骨升支肿瘤、咽旁间隙肿瘤、淋巴瘤、淋巴结核、腮腺转移瘤等。

4. 特别提示

腮腺造影具有重大诊断价值：良性者导管纤细、变直、撑开、聚拢、消失、移位。恶性者导管受压移位、破坏、缺损、中断及对比剂外溢。MRI 检查作为补充：良性边界清，呈圆形或分叶状，恶性呈不规则状，伴淋巴结肿大。良性肿瘤强化较均匀者居多，恶性肿瘤不均匀强化者居多，转移淋巴结呈均匀或环状强化。

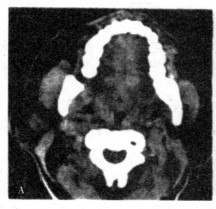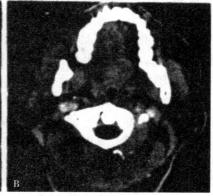

图 9-28 右侧腮腺混合瘤恶变

患者男性，45 岁，发现右侧腮腺区结节 3 年，近来感觉有增大，CT 检查示右侧腮腺内稍高密度结节影，增强扫描有中度强化，有小片状低密度影

六、喉部常见疾病

（一）喉癌

1. 病理和临床概述

喉癌是喉部常见的恶性肿瘤，大多数为鳞状细胞癌。好发年龄 50 ～ 70 岁，喉癌按位置分为声门下区癌、声门癌、声门上区癌，所有肿瘤均可通过黏膜层、黏膜下层向深部组织扩散。临床上声门上癌早期表现异物感，晚期咳嗽、痰中带血、呼吸困难、声音嘶哑。声门癌早期出现声音嘶哑，逐渐加重。声门下癌早期无症状，晚期出现呼吸困难及颈部淋巴结转移。

2. 诊断要点

声门癌多数位于真声带前部，早期表现声带局限性增厚，中、晚期声带显著增厚变形，有软组织肿块，杓状软骨移位，周围软组织及软骨破坏（图 9-29）。

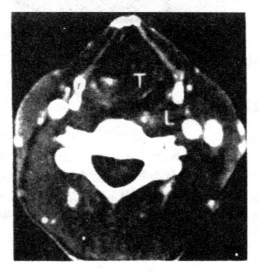

图 9-29 喉癌

左侧声带增厚，呈团块状高密度影，左侧梨状窝受累（T），颈动脉旁淋巴结肿大（L）

3. 鉴别诊断

喉部息肉，呈小结节状，常见歌手及教师等用嗓子较多的人群，位于声带游离缘前、中 1/3 处，双侧多见。

4. 特别提示

CT 检查可以发现甲状软骨、环甲膜及会厌前间隙有无肿瘤侵犯。

（二）甲状舌管囊肿

1. 病理和临床概述

甲状舌管囊肿（TDCs）是由于胚胎早期甲状腺舌导管未完全闭合，部分开放管壁所衬之上皮细胞发育成长，并分泌黏液而形成。因此，甲状舌骨囊肿大多数位于颈中线，少数病例也可略为偏向一侧，是颈部常见无痛性肿块，可随伸舌运动而上下移动。

2. 诊断要点

表现为颈中线区或略偏一侧可见一囊性病灶，边界清楚，内部密度均匀，偶尔可因囊肿内少量出血或蛋白含量增高，可见密度较高（图9-30）。

3. 鉴别诊断

①声门癌多数位于真声带前部，早期表现声带局限性增厚，中、晚期声带显著增厚变形，有软组织肿块，杓状软骨移位，周围软组织及喉软骨破坏。②颈前部炎症，起病急，颈前部软组织肿胀，脓肿形成时可见积气及环状强化，实验室检查白细胞增高。

4. 特别提示

CT检查增强扫描囊性病变无强化及边界相对清晰者应该考虑本病。CT检查可以发现甲状软骨有无侵犯，观察囊肿边缘是否光整及有无瘘管形成。

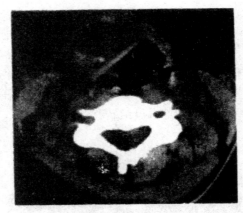

图9-30　甲状舌管囊肿

男性，15岁少年，3年前发现颈中线区肿块，近1年来有增大并向右侧略偏移。CT可见中线偏右侧囊性肿块，边界清楚。手术病理为甲状舌管囊肿

七、甲状腺及甲状旁腺常见疾病

CT检查能够清晰显示甲状腺形态、大小、密度的变化，正常甲状腺密度高于周围颈部组织，甲状腺病变时，病变组织含碘量降低，在CT上表现为低密度灶。临床上，影像学检查首先选择超声检查，CT作为二线检查手段，主要应用于：①观察甲状腺肿大的程度并分析可能的原因。②检查甲状腺结节并鉴别良恶性。③对于甲状腺癌，检查有无周围结构侵犯、淋巴结转移或远处转移，治疗过程中有无复发或转移。④区别前上纵隔肿块是否与甲状腺相连。⑤颈部肿块是否为异位甲状腺组织。

（一）弥漫性甲状腺肿大

1. 病理和临床概述

弥漫性甲状腺肿大又叫Grave病，其临床3个主要特点：高代谢、弥漫性甲状腺肿大、突眼。在甲状腺功能亢进患者中，Grave病患者约占85%，20～40岁女性多见。临床症状有甲状腺肿大、突眼、心悸、神经质、易激动、畏热多汗、多食、体重减轻等。

2. 诊断要点

CT检查时弥漫性甲状腺肿表现为甲状腺侧叶及峡部明显增大，边缘清楚，密度均匀或不均匀，与颈部肌肉密度相仿。增强扫描更明显（图9-31）。

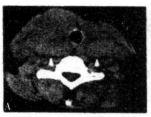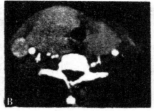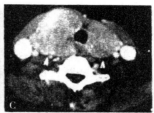

图 9-31　弥漫性甲状腺肿大

图 A ~ C 分别为平扫、动脉期、静脉期扫描图像，双侧甲状腺弥漫性肿大，密度均匀，增强时呈均匀性强化

3. 鉴别诊断

结节性甲状腺肿，甲状腺轮廓呈结节状或波浪状，密度不均，见多发结节状低密度灶。

4. 特别提示

临床怀疑有甲状腺肿或甲状腺功能亢进时，慎行 CT 碘对比剂增强扫描。

（二）结节性甲状腺肿

1. 病理和临床概述

结节性甲状腺肿系甲状腺激素合成不足，刺激甲状腺滤泡上皮增生、肥大所致。病理分为弥漫性或结节性甲状腺肿。结节性甲状腺肿镜下可见胶体潴留性结节和腺瘤样结节。临床多无表现，较大者可出现压迫症状。

2. 诊断要点

CT 表现为低密度结节，较小时密度均匀，较大时密度不均匀，多结节甲状腺肿表现为多发低密度区，有时边缘可见钙化，腺瘤样增生结节可有轻度强化，一般不侵犯邻近器官或结构。有两种结节表现：

①胶体潴留性结节表现为边界不清低密度结节，可有囊变或钙化，钙化为弧状或粗斑点状。

②腺瘤样结节呈实性，可有轻度强化（图 9-32）。

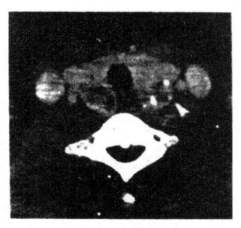

图 9-32　结节性甲状腺肿

双侧甲状腺增大，密度不均，见结节状低密度灶，边缘见小点状钙化

3. 鉴别诊断

甲状腺腺癌，临床上结节生长迅速，结节边缘不清，病灶侵犯周围结构，颈部淋巴结肿大，需提示甲状腺癌。

4. 特别提示

临床怀疑有甲状腺肿或甲状腺功能亢进时，慎行对比剂增强扫描。MRI 表现为长 T_2 信号，T_1 信号强度则根据胶体中蛋白质含量而定，信号由低信号到高信号不等。

（三）甲状腺腺瘤

1. 病理和临床概述

甲状腺腺瘤是最常见的甲状腺良性肿瘤，好发于 30 ~ 50 岁女性。病理上分为滤泡状和乳头状囊性腺瘤。临床上，患者常无症状，部分有颈部压迫和吞咽困难，通常生长缓慢，出血时明显增大。

2. 诊断要点

CT 检查腺瘤呈圆形或类圆形低密度灶，多数单发，直径约 1 ~ 5 cm，边缘清晰、光整、锐利，密度均匀，部分病灶可有囊变，急性出血时呈高密度。增强扫描轻度强化，强化程度低于正常甲状腺组织。邻近甲状腺及气管受压、移位（图 9-33）。

3. 鉴别诊断

甲状腺癌，临床上结节生长迅速，结节边缘不清，病灶侵犯周围结构，颈部淋巴结肿大，需提示甲状腺癌。

4. 特别提示

10% 的甲状腺腺瘤有癌变危险，且可引起甲状腺功能亢进，一般应早期切除。

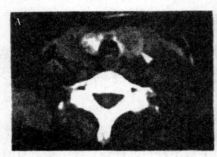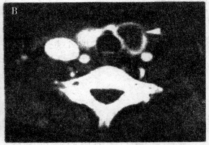

图 9-33　甲状腺腺瘤

图 A. CT 平扫显示左侧甲状腺见结节状低密度灶，边缘光整，密度较均匀；图 B. 增强扫描可见结节无明显强化

（四）甲状腺癌

1. 病理和临床概述

甲状腺癌为内分泌系统中最常见的恶性肿瘤，女性多见。组织学上，甲状腺癌分为：乳头状癌、滤泡癌、未分化癌和髓样癌。颈前或颈侧区肿块是其主要临床表现。

2. 诊断要点

CT 平扫甲状腺癌大小不一，2 ~ 5 cm，常单发，部分病例可累及一叶或双侧甲状腺，呈形态不规则、边界不清的不均匀低密度影，约半数可见细盐状钙化及更低密度坏死区，病变与周围组织分界不清，颈部淋巴结肿大。不均匀明显强化，转移淋巴结多呈环状强化。甲状腺肿块生长迅速或侵犯包膜和邻近组织、器官是恶性的较为可靠征象，可伴有局部淋巴结转移。增强扫描不均匀强化，强化程度低于正常组织，病灶边缘变清晰，边界模糊；甲状腺癌侵犯邻近组织包括肌肉、气管、食管及颈部血管。颈部淋巴结转移表现淋巴结肿大，密度不均，可呈环状强化（图 9-34）。

3. 鉴别诊断

结节性甲状腺肿、甲状腺腺瘤，当甲状腺癌较小时，鉴别诊断困难，需在 B 超引导下活检定性。

4. 特别提示

总体上，CT 对甲状腺癌的定性较超声没有明显优势。但 CT 可显示甲状腺癌对周围器官的侵犯、淋巴结转移情况以及肿瘤同血管的关系较佳。MRI 能辨别肿瘤切除术后甲状腺内组织特征，将纤维化和肿瘤复发区别开来，利于随访。

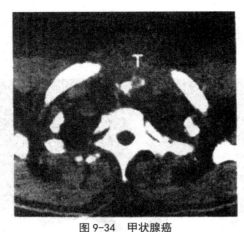

图 9-34 甲状腺癌

左侧甲状腺不规则肿块，肿块内见不定形钙化，周围间隙不清，气管受压右移

（五）甲状旁腺疾病

甲状旁腺分泌的甲状旁腺激素（PTH）具有调节钙、磷代谢的作用，主要的疾病为甲状旁腺功能亢进和特发性甲状旁腺功能减退，以原发性甲状旁腺功能亢进最多见。甲状旁腺检查方法有：X 线平片、US、PET、CT、MRI 检查以及血管造影和静脉取样等。

1. 病理和临床概述

甲状旁腺腺瘤是原发性甲状旁腺功能亢进最常见原因，常单发，肿瘤包膜完整，无分叶表现，与残存甲状旁腺分界明显。甲状旁腺腺瘤约 80% 位于颈部甲状腺区，常位于气管 – 食管旁沟内，呈软组织肿块，该区正常的脂肪密度消失。小部分甲状旁腺腺瘤位于甲状腺叶下极附近或稍下方。临床上主要有以下两点：①屡发活动性尿结石或肾钙盐沉着。②骨质吸收、脱钙，甚而囊肿形成，特别当累及上述好发部位时，应高度怀疑本病。

原发性甲状旁腺功能亢进的病因还有甲状旁腺增生、甲状旁腺癌等。原发性甲状旁腺功能亢进占 10% ~ 30%，常为多个腺体增生肥大，程度不一。甲状旁腺增生病理表现分两型：主细胞型和亮细胞型，以主细胞型多见，表现为所有的腺体均增大，病变与正常组组分界不清。

在原发性甲状旁腺功能亢进中，甲状旁腺癌少见，仅占 0.4% ~ 3.2%。临床上，血钙及 PTH 明显增高，颈部见增长迅速的肿块，质地较硬，肿瘤细胞排列成小梁状，被厚的纤维束分隔，细胞核大、深染，易出血、纤维化，部分病灶内见显著钙化。

甲状旁腺功能减退是因甲状旁腺分泌不足或先天性肾小管和（或）骨对甲状旁腺素反应不良而引起的疾病，临床常分三种：特发性、继发性、低镁血性。临床特点：手足搐搦，癫痫样发作，儿童常有智力低下、发育畸形、低钙血症、高磷血症。特发性甲状旁腺功能减退病因不明，多认为是自身免疫性疾病，可伴有其他自身免疫性疾病。多数有家族遗传性。

2. 诊断要点

（1）甲状旁腺腺瘤（图 9-35）：CT 表现为类圆形组织肿块，常 1 ~ 3 cm，边缘清晰，密度较均匀，CT 值 35 ~ 60 HU，少部分病灶内见囊变，常为陈旧性出血所致。较大肿瘤表现邻近甲状腺、气管受压或移位。增强扫描，肿瘤强化明显，CT 值 90 ~ 105 HU。

（2）增生的甲状旁腺通常很小，只有增生的甲状旁腺明显增大时，方能被影像学检查发现。CT 检查能发现的增生性显著增大的腺体的表现与甲状旁腺腺瘤相似，难以鉴别。

（3）CT 表现颈部甲状旁腺区较大的软组织肿块，常呈分叶状，肿块密度不均，常见坏死、出血、钙化，增强扫描瘤体实性部分明显强化。较大肿块可压迫或侵犯相邻结构如甲状腺、气管、食管和颈部血管。

（4）甲状旁腺功能减退（图 9-36）：甲状旁腺功能减退患者约 93% 有脑内钙化，而临床症状一般在甲状旁腺素分泌减少到约为正常的 50% 以下时出现。CT 表现：双侧基底节、丘脑、小脑、齿状核、皮质下及皮髓质交界区高密度钙化。钙化常对称性，多发，大小不等。其形态常片状、点状、弯曲条状、条带状。钙化好发于基底节（苍白球、壳核、尾状核），常对称。其次是脑叶、丘脑、小脑、齿状核。脑叶深部钙化多发于额顶叶。

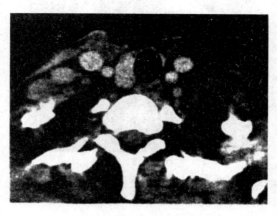

图 9-35　甲状旁腺腺瘤

患者有多次尿结石病史，血钙明显升高而行颈部 CT 检查，可见右侧气管食管间隙结节，增强扫描有均匀

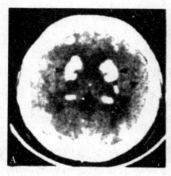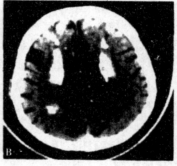

图 9-36　甲状旁腺功能减退

患者反复抽搐就诊，CT 检查可见苍白球、壳核、尾状核多发对称性钙化，提示甲状腺功能减退，经血钙、磷检查证实

3. 鉴别诊断

需要与正常颈部血管和肿大淋巴结相鉴别：颈部血管呈连续性，多层面均可清晰显示，动态增强扫描，血管强化明显，腺瘤强化程度略低。颈部肿大淋巴结，常位于颈部血管旁，增强扫描轻度强化。

4. 特别提示

原发性甲状旁腺功能亢进患者行各种影像学检查时，发现甲状旁腺区结节或肿块影，除考虑腺瘤外，也需要想到甲状旁腺增生的可能性，因此，甲状旁腺功能亢进患者手术时，除切除影像学发现的增大腺体外，还需探查其余的腺体并行术中甲状旁腺激素（PTH）测定。在原发性甲状旁腺功能亢进者，如果甲状旁腺区 CT 检查未发现异常，需继续向上扫描至下颌水平、向下扫描至主动脉根部水平，以寻找移位的甲状旁腺腺瘤。

临床怀疑甲状旁腺功能减退，癫痫样发作或肢体功能障碍伴有低血钙或高血磷者，均应行颅脑 CT 检查。反之，CT 上发现脑内多发钙化的，应结合临床表现，血清钙、磷及甲状旁腺素的检查确定有无甲状腺功能减退。

八、颈部常见疾病

（一）颈部动脉体瘤

1. 病理和临床概述

颈动脉体瘤是发生动脉体化学感受器的肿瘤，位于颈总动脉分叉处。肿瘤较大时压迫推移颈总动脉及颈内、外动脉，或包绕血管。肿瘤质地中等，切面红褐色，有丰富的滋养血管，组织学难以确定良、恶性，淋巴或远处转移、切除后复发被认为恶性特征。肿瘤多发生于青壮年，肿块多位于下颌角下方和胸锁乳突肌的前侧。肿块可以向侧方推移，上下方向固定。

2. 诊断要点

CT 表现：平扫时肿瘤为软组织密度肿块，边缘清晰，密度较均匀，一般无钙化及坏死；增强扫描肿块明显强化，与颈动脉密度接近，较大肿瘤为不均匀强化（图 9-37A）。

增强后肿瘤明显强化，颈动、静脉受压移位，颈内、外动脉分叉角度增大，CTA 可以显示较清楚（图 9-37B）。

3. 鉴别诊断

需同神经鞘瘤、转移瘤、淋巴瘤及淋巴结结核等鉴别，肿块位置、增强扫描特征可以帮助诊断。

4. 特别提示

MRI T_1WI 呈均匀中等或中等偏低信号，T_2WI 明显高信号，肿瘤增大时信号不均匀，可见流空信号征。肿瘤强化明显，其内见血管流空影，称为"椒盐征"。DSA 见颈动脉分叉加宽，动脉移位，分叉处见血供丰富的肿瘤。

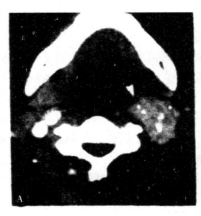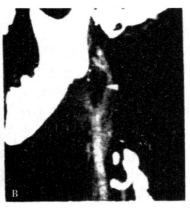

图 9-37　颈动脉体瘤

患者男性，36 岁，发现左侧颈部肿块 1 年，近 1 个月有较明显增大。CT 增强扫描可见左侧颈内、外动脉交叉处肿块，明显不均匀强化。CTA 可见肿块将颈内、外动脉分叉扩大。手术病理为颈动脉体瘤

（二）炎性病变

1. 颈深部化脓性蜂窝织炎

（1）病理和临床概述：颈深部化脓性蜂窝织炎主要包括咽后脓肿和咽旁脓肿。咽后脓肿多见于 1 ~ 3 岁的儿童。脓肿常南鼻腔或咽周围组织的直接扩散或感染，经附近淋巴管侵入咽后间隙引起。前者临床表现进展迅速，表现为烦躁不安、吞咽困难或呼吸困难、高热等。后者全身症状较轻，但牙关紧闭较明显。

（2）诊断要点：CT 表现：椎前软组织、咽前间隙、咽旁软组织肿胀，间隙模糊，脓肿形成时，呈不规则条状、梭形低密度影，增强扫描呈环状强化（图 9-38）。

（3）鉴别诊断：与颈部结核、喉癌及淋巴瘤、转移癌等鉴别。

（4）特别提示：CT 检查可以排除颈椎骨质破坏，可以观察脓肿穿破附近组织引起的并发症。

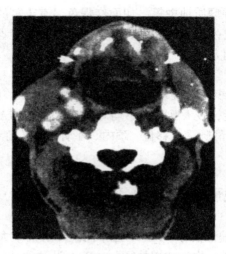

图 9-38 颈深部化脓性蜂窝织炎

患者女，79 岁，吞咽困难 3 个月，CT 检查发现颈前区及咽前间隙内软组织肿胀，增强扫描可见多发低密度影伴环形强化。经抗感染治疗后好转

2. 颈部淋巴结结核

（1）病理和临床概述：颈部淋巴结结核是较常见的肺外结核。结核杆菌进入机体后被巨噬细胞吞噬，经过 2～4 周产生细胞介导的免疫反应及迟发型变态反应，前者主要使淋巴细胞致敏，巨噬细胞增生，病变局限并产生特征性结核性肉芽肿；后者则引起细胞干酪性坏死，造成组织破坏。以上两种免疫反应共同作用，于病理上表现为渗出、增生及干酪性坏死，在同一病例中，以上 3 种基本病理改变多以一种或两种为主，混合存在。本病多发生于中青年女性，多不伴有活动性肺结核及全身症状，结核菌素试验亦可为阴性。发病至就医时间为几天至几年，中位时间为 1～2 个月。临床上主要以颈部肿物为主要就诊原因，可伴有局部疼痛和 /（或）压痛，近期曾有发热或盗汗等症状。

（2）诊断要点：CT 扫描表现分为 3 型。Ⅰ型：密度大致均匀，增强后呈均匀等密度强化。Ⅱ型：内部密度不均匀，中央见单发或多发小低密度区，增强后边缘见环状强化。Ⅲ型：正常淋巴结结构消失，病变中央见大的融合低密度区，增强后周边呈环形强化。病变淋巴结边界不清楚或与周围肌肉粘连，周围脂肪间隙不清晰，考虑有淋巴结被膜外受累（图 9-39）。

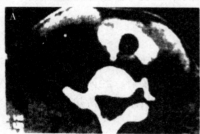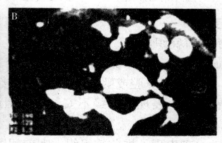

图 9-39 颈部淋巴结结核

患者女性，48 岁，发现有侧颈部肿块半个月就诊，原有肺结核病史，CT 检查显示右侧颈部多发淋巴结肿大，增强扫描有环形强化

（3）鉴别诊断：必须与颈部淋巴结肿瘤性病变及其他炎症鉴别。淋巴瘤可表现为双颈多发密度均匀淋巴结，与Ⅰ型淋巴结结核相仿，两者均可与其他表现的淋巴结同时存在，且好发年龄及临床表现亦有重叠，故应活检明确诊断，以免贻误病情。CT 表现为Ⅱ型及Ⅲ型的淋巴结应与转移淋巴结及其他炎症感染鉴别。颈部的化脓性炎症多有明显临床症状，而其他特异性炎症均为罕见。转移淋巴结多数人年龄较大，有原发肿瘤，尤其是头颈部原发肿瘤病史，转移淋巴结多发于上颈部，表现为边缘强化及中央低密度。

（4）特别提示：CT 扫描可以清晰显示颈部淋巴结结核大小、形态及位置，还能通过不同组织的密度差别，初步判断干酪性坏死情况。需要注意的是环形强化并非是结核的特异性征象，其他感染、转移瘤亦有此征象。

（三）神经源性肿瘤

1. 病理和临床概述

颈部神经源性肿瘤，分为神经鞘瘤及神经纤维瘤，以来源于颈交感神经、迷走神经最多见，所以常见于颈动脉鞘区域。神经鞘瘤起源于施万细胞，呈圆形或卵圆形，有完整包膜，常见囊变区脂肪变性、出血和坏死。镜下有两种组织类型：Antoni A 型。Antoni B 型，Antoni A 型细胞排列紧密，基质为成熟的胶原纤维；Antoni B 型细胞形态不一，排列疏松，常伴各种退行性变，如脂肪变性、色素沉着、黏液样变。神经纤维瘤多发者称神经纤维瘤病，单发者有完整包膜，质地较硬，坏死少见。

2. 诊断要点

神经鞘瘤表现为软组织密度肿块，边缘清晰，呈圆形、类圆形或分叶状，小病灶密度均匀，大病灶内见囊变、坏死区域，增强扫描病灶实质部分明显强化，颈内、外动脉向前推移（图 9-40、图 9-41）。神经纤维瘤密度较均匀，一般无明显坏死及囊变，增强扫描轻度强化。

3. 鉴别诊断

需与转移瘤鉴别。

4. 特别提示

CT 增强扫描、MRI 和 B 超均有助于了解肿块的部位及其与邻近器官的关系。以 CT 应用最普遍。MRI 有助于显示肿瘤和受累神经及椎管的关系，有无包膜等。

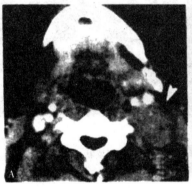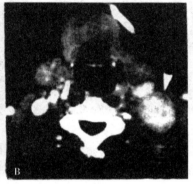

图 9-40　神经鞘瘤

患者女性，36 岁，左颈部触及肿块 1 个月，CT 扫描可见左侧颈部类圆形等密度灶，增强扫描病灶均匀强化，动脉期轻度、中等强化，颈动脉受压前移位。手术病理为神经鞘瘤

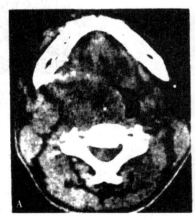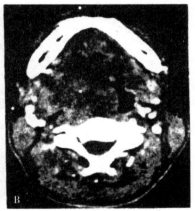

图 9-41　神经鞘瘤

患者为 18 岁女性，可见右侧口咽部肿块，增强扫描有轻度强化，颈动脉受压向外移位。手术病理为神经鞘瘤

（四）淋巴瘤

1. 病理和临床概述

颈部淋巴瘤分为霍奇金病和非霍奇金病，多见于成年人，除颈部淋巴结肿大外，还可见其他位置淋巴结肿大、肝脾大、发热、消瘦等症状。

2. 诊断要点

淋巴瘤时淋巴结肿大表现为大血管旁多发结节状软组织影，较大时融合成团块状不规则形态，密度较均匀，增强不明显或以周边增强为主（图9-42）。

3. 鉴别诊断

①淋巴结结核，中心区坏死，密度降低，增强扫描呈环状强化，常有肺结核病史，临床PPD试验阳性。②炎性淋巴结肿大，范围局限，不会互相融合，临床疼痛明显。③颈部淋巴结转移癌，有原发病灶，增强扫描有一定鉴别意义。

4. 特别提示

以淋巴结大小作为判断淋巴结是否转移的指征时，CT与MRI敏感性相仿。对于判断包膜外是否侵犯，CT优于MRI；而MRI对显示原发肿瘤优于CT。

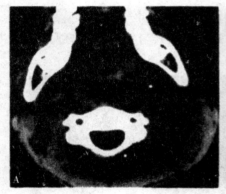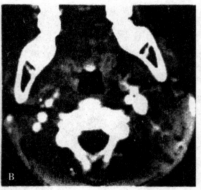

图9-42　淋巴瘤
口咽部左后壁及颈部多发淋巴结肿大，部分融合呈团块状，口咽部狭窄

第十章　妇产科疾病超声诊断

第一节　子宫疾病

一、子宫肌瘤

子宫肌瘤系妇女常见疾病，为实质性良性肿瘤，较少恶变，但近年来发病高，且增长迅速。

（一）病理

子宫肌瘤为实质性良性肿瘤，由平滑肌和少量纤维组织组成，切面呈漩涡状线纹，借疏松结缔组织与子宫肌壁分界形成假包膜，其周围常有新生血管包绕或伸入瘤体内。根据肌瘤与子宫肌壁关系分为壁间肌瘤、浆膜下肌瘤、黏膜下肌瘤三种。肌瘤可发生玻璃样变、囊样变、钙化、红色变性等，恶性变为肉瘤样变，发生率很低，短期内迅速长大。子宫肌瘤常发生在30～50岁妇女，可有月经增多或不规则出血，也可触及包块。

（二）超声表现

1. 二维超声

子宫增大，形态不规则，可有局限性突出，内部回声不均匀，宫腔线状回声偏移。肌壁间肌瘤结节常呈漩涡状低回声或中度回声，肌瘤结节周围易显示，与周围正常肌组织分界清晰，似一"包膜"，称为假包膜。子宫肌瘤完全突出子宫以外为浆膜下肌瘤，可突向阔韧带内。也可位于子宫一侧，与子宫相连，光点一致，仔细检查浆膜层相互延续，易误诊为卵巢肿瘤。子宫黏膜下肌瘤可部分突向宫腔，也可完全突向宫腔，有时形成长蒂，达宫颈口。

肌瘤变性出现小的不规则低回声，显示光点不均匀或液化呈液性暗区。若妊娠合并子宫肌瘤，易发生红色变性，肌瘤增大伴局部痛。肌瘤肉瘤样变则迅速增大，肌瘤结节内回声紊乱，不均匀。

2. 多普勒超声

肌瘤周边假包膜内显示环状或半环状血流，部分粗大血管伸入肌瘤瘤体内，使肌瘤容易迅速增大。该处血流呈高流速、高阻力型特征。肌瘤变性时瘤体内血管减少。肌瘤肉瘤样变时血流增多，阻力指数常变低。

3. 超声造影

超声造影在诊断子宫肌瘤中有很大价值，特别是难以确诊的肌瘤，表现为肌瘤周边首先增强，形成一个特征性的半环状增强影，瘤体内主要供血血管以树枝状伸入，继之整个瘤体增强，达峰后，整个瘤体强度明显高于正常子宫肌壁，与周围组织分界清楚，形成明显边界。瘤体内如有变性坏死区，则出现不规则的造影剂充盈缺损区。瘤体内部造影剂消退较包膜快，较正常子宫肌壁消退快。

（三）高强度聚焦超声治疗子宫肌瘤

高强度聚焦超声治疗子宫肌瘤是一种无创新技术。其原理为利用超声波的可聚焦性和能量可透入性，从体外将低能量的超声波聚集于体内病灶，引起瞬态高温效应，使病灶组织出现凝固性坏死，逐渐溶解、吸收或纤维化。其余瞬态空化效应、机械效应及声化学效应等非热机制也可杀伤肌瘤组织。此外还能破坏肌瘤内血管及毛细血管网，肌瘤组织缺血坏死，也加强了高强度聚焦超声生物学效应。作为一种新的无创治疗手段，既能保留子宫生理功能，又能维持其内分泌功能，保证妇女身心健康，有重要临床意义。

（四）临床价值

近年来子宫肌瘤发病率增高，虽为良性病变，却常常由于肌瘤周围及内部血流丰富而生长迅速，会出现月经量特别多和压迫症状。子宫肌瘤主要诊断手段是超声检查，因此检查子宫肌瘤时，应注意肌瘤周围及瘤体内有无丰富血流，凡血流丰富者应尽早治疗，以防止肌瘤迅速长大。当前治疗手段很多，有手术及非手术两大类，可根据病员实际情况进行选择，对育龄妇女，过早切除子宫会影响内分泌，造成更年期提前及一系列病变出现，因此多主张非手术治疗。高强度聚焦超声治疗子宫肌瘤有着重要临床意义。对于小肌瘤、黏膜下肌瘤可采用阴道超声进行检查，用宫腔镜及腹腔镜等微创手术。

二、子宫腺肌病

（一）病因、病理

子宫腺肌病是指子宫内膜侵入和扩散到子宫肌层。既往曾称作内在性子宫内膜异位症，近年来研究发现子宫内膜异位症及子宫腺肌病这两种病的发病机制、病理改变及临床症状完全不同，应看作两种独立疾病。子宫腺肌病为子宫内膜由基底层向肌层生长，常弥漫分布于整个肌层。周期性出血使子宫均匀性增大，如病灶局限，酷似肌瘤结节，称为腺肌瘤，子宫腺肌病常合并有子宫肌瘤和子宫内膜增生过长，也可伴有卵巢内膜异位囊肿，称为巧克力囊肿。其发生原因与多次中止妊娠和分娩时子宫壁创伤等因素有关，此外由于子宫内膜基底层处无黏膜下层，雌激素作用下，内膜向基层内扩散也是一个原因。该病多发生在 30 ~ 50 岁妇女，伴有进行性痛经。

（二）超声表现

1. 二维超声

子宫钝圆、饱满，呈球形增大，后壁增厚明显，宫腔线呈弓状前移，子宫肌壁回声不均匀，可呈斑片状强回声。如有子宫腺肌瘤，大小约 1 ~ 3 cm，似肌瘤样结节，回声强，子宫大小及肌壁变化常随月经周期变化而变化。当有一侧或双侧卵巢巧克力囊肿时，囊肿壁厚不规则，其内液性暗区基础上少许光点和光带，囊肿为中等大小，与周围组织粘连，常位于子宫左后方或右后方，与子宫紧贴。卵巢巧克力囊肿随月经周期变化而变化。

2. 多普勒超声

子宫肌壁血流丰富，动脉增粗，排列紊乱，浆膜下尤为显著，呈蚯蚓状，峰值流速增高，腺肌瘤周围不显示环状或半环状血流。

3. 超声造影

子宫腺肌病表现为整个子宫造影剂分布不均匀，与正常肌层无分界。腺肌瘤内首先出现散在点线状增强，继之整个腺肌瘤迅速增强，达峰后腺肌瘤内部与周围肌腺病组织无明显分界，均呈强回声，消退一致，消退慢。

（三）临床价值

子宫腺肌病近年来发病率不断增加，早期诊断较困难，晚期则依靠临床及超声检查进行诊断。

三、子宫内膜疾病

由于子宫内膜有周期性变化，因此鉴别其正常、异常非常重要，超声检查能提供一些信息，但最后诊断仍须依靠病理。进行超声检查须注意子宫内膜回声强弱、厚度及形态。

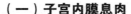

（一）子宫内膜息肉

1. 病理、病因

子宫内膜息肉是由内膜腺体和间质增生组成，突向宫腔内，可单个或多个，大小不等。可发生于任何年龄，一般无症状，也可有月经增多或不规则，也可绝经后阴道流血。

2. 超声表现

经腹超声检查常见子宫内膜模糊不清、不规则光团、内膜增厚及少许暗区。阴道探头可见强回声光团，内膜宫腔线呈弧形偏移。彩色多普勒检测：其中央及基底部可显示小血管。

3. 临床价值

超声检查仅能作为普查时提供临床上诊断刮宫依据。

（二）子宫内膜癌

子宫内膜癌绝大多数为腺癌，占女性生殖道恶性肿瘤的 20% ~ 30%。

1. 病理

子宫内膜癌多为腺癌。癌肿为结节状或菜花状，灰黄色、质脆，可坏死、溃疡、出血、感染。分为弥漫型、局限型，好发于子宫角处。临床多表现为经绝后无痛性阴道流血，或绝经前后月经量增多，或阴道排出脓性分泌物。

2. 超声表现

子宫内膜增厚，多超过 10 mm，边缘不整齐、不规则、厚薄不均，也可见回声不均匀、光点粗大不规则光团。彩色多普勒检测子宫内膜血流丰富、杂乱，有时浅层内膜呈繁星点状血流，深层内膜呈网状或团状血流。阻力指数 RI ≤ 0.4。

3. 临床价值

近年子宫内膜癌发病有增多趋势。由于超声诊断水平不断提高，不仅二维超声可提示病变，阴道彩色多普勒更可敏感确定病变，但最后仍须诊断刮宫或宫腔镜取组织病理检查确诊。

四、子宫发育异常

胚胎 5 周时，体腔背侧有泌尿生殖嵴，生殖嵴表面上皮细胞为性腺始基，男性分化为睾丸，女性分化为卵巢。生殖嵴外侧两对纵形管道：一对为中肾管，男性生殖管道的始基；一对是副中肾管，女性生殖管道的始基。输卵管、子宫、子宫颈和阴道均由副中肾管发育成熟，双侧副中肾管末端结合形成单个腔，以后分化为子宫及阴道。双侧副中肾管头端分化为输卵管，双侧生殖腺形成卵巢，男性中肾管在女性萎缩，剩下胚胎遗迹，形成卵巢冠囊肿、卵巢旁体及泡状附件。

（一）病理

内生殖器官（输卵管、子宫、子宫颈和阴道）发育异常多见以下几种：①双子宫、双宫颈、双阴道。②双角子宫、双宫颈、单阴道或双阴道。③双角子宫、单宫颈、单阴道。④中隔子宫，可伴有阴道中隔。⑤单角子宫。⑥子宫发育不良。⑦处女膜闭锁。

（二）超声表现

子宫异常发育中，较易显示的几种类型经腹部及经阴道超声检查均可显示。

1. 双子宫、双宫颈、双阴道

膀胱充盈后耻骨联合上横切，可见双侧近乎对称两个宫体，两个宫腔回声，两个宫体可大小相等，也可大小不等。可显示两个宫颈回声。纵切时显示一个偏右或一个偏左的两个完整子宫，大小及形态、位置不全相同，常见一大一小。

2. 双子宫、单宫颈

膀胱充盈后耻骨联合上横切为双角形：产宫，分叶状宫腔回声呈"V"形，宫颈为单一回声，纵切时可见两个宫体不同，却共有一个宫颈。

3. 处女膜闭锁

青春期少女月经不来潮，周期性腹痛，有时下腹部或肛查能触及囊性肿块，压疼。超声检查纵切显示阴道显著扩张呈"椭圆形囊肿"，其内为液性暗区基础上细小光点，阴道壁薄而光滑，横切显示盆腔内圆形囊肿。严重时宫腔内有液性暗区，常易误诊为卵巢囊肿。

第二节 卵巢肿瘤

卵巢肿瘤是女性生殖器官最常见的肿瘤，可发生在任何年龄，但多见于生育期妇女，是妇科常见肿瘤，占女性生殖器肿瘤的 32%。近些年来卵巢恶性肿瘤发病率增加 2 ~ 3 倍，并有逐渐上升趋势。尽管目前生化检测及影像技术发展很快，由于卵巢小而组织复杂，又有周期性变化，规律难以掌握，故恶性肿瘤仍无完善、有效的早期诊断方法，晚期病例疗效不佳，故其死亡率较高，成为妇科三大恶性肿瘤中威胁最大疾病。在所有检查手段中超声诊断卵巢肿瘤仍然是必不可少的有效诊断方法，特别是阴道超声，可为诊断卵巢肿瘤提供更多的信息。

一、卵巢非赘生性囊肿

卵巢非赘生性囊肿不属于卵巢真性肿瘤，为潴留性囊肿，多数能自行消退，无须手术切除。一般直径在 5 cm 左右，有时亦可增大。超声检查为囊肿型，囊壁光滑、规则、其内液性暗区清亮，透声性好，常见如下几种。

1. 滤泡囊肿

由于卵巢内的滤泡闭锁，滤泡液积聚而形成，可单个或多个，囊液清亮。自行吸收后，卵巢则恢复正常大小。一般大小为 1 ~ 3 cm，偶可较大。

2. 黄体囊肿

黄体囊肿由黄体血肿液化而形成，分泌孕激素，常于早期妊娠时出现，早孕期过后能自行消退。一般直径约在 3 cm 左右。

3. 黄素囊肿

黄素囊肿发生于滋养细胞疾病时，由于大量绒毛促性腺激素刺激而形成。常为双侧性，多房，可达儿头大小，病变消除后，囊肿即自行消退。

4. 多囊卵巢

多囊卵巢双侧卵巢增大如鸡蛋大小，且等大，表面光滑，壁增厚，其中有大小不等的闭锁滤泡，呈小囊肿状。超声检查在一个切面上卵泡数目在 10 个以上。由于分泌大量雄激素，引起月经失调、多毛、闭经、肥胖等症状，治疗后可恢复正常。

5. 卵巢冠囊肿

卵巢冠囊肿位于输卵管及卵巢门的两叶阔韧带之间输卵管系膜内，系单层管壁囊肿，内为清亮液性暗区，中等大小，位于子宫旁或直肠陷窝内。常与单纯卵巢囊肿不易区别。

6. 卵巢血肿

卵巢血肿可分为卵泡血肿及黄体血肿。前者为成熟卵泡膜破裂出血，后者为排卵时血管破裂出血。若出血流入卵巢内，卵巢可增大 4 ~ 5 cm，其内液性暗区基础上细小回声，为出血所致，可自行吸收。如果出血多进入腹腔，造成急腹症须进行手术。

二、卵巢赘生性肿瘤

卵巢赘生性肿瘤属真性肿瘤，即便是良性也应切除，防止恶变。卵巢赘生性肿瘤种类很多，现将常见的几种介绍如下。

（一）卵巢上皮性肿瘤——囊腺瘤及囊腺癌

1. 病理

囊腺瘤呈囊性，大小不一，单房或多房，壁光滑，壁上多有乳头状瘤体。浆液性囊腺瘤则为淡黄色清亮液体，分为单纯性及乳头状两型，一般直径为 5 ~ 10 cm，多为单侧发病。好发于生育年龄。黏液

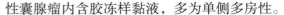

性囊腺瘤内含胶冻样黏液，多为单侧多房性。

囊腺癌可为囊腺瘤恶变，即浆液性囊腺癌和黏液性囊腺癌，也可为原发性囊腺癌。单侧或双侧，肿瘤生长快，表面粗糙、壁厚，呈结节样突起，质软而脆，可出血、坏死为囊腔，伴有腹水，病程发展快而预后差。

2. 超声表现

（1）黏液性囊腺瘤：多见，可较大，囊壁光滑，胶冻样黏液在腔内显示液性暗区基础上密集细小光点并可见多个纤细的分隔。后壁回声强，称"增强效应"。内壁上有乳头状增生回声团。

（2）黏液性囊腺癌：囊壁增厚，分隔也增厚或粗细不均，壁上乳头状结节常穿破囊壁或分隔，呈现外壁结节不平（常伴腹腔液性暗区）。囊壁血流丰富。

（3）浆液性囊腺瘤：较多见，双侧居多，囊壁光滑，囊腔内液性暗区清亮，暗区中多个纤细分隔光带上，可见乳头状的密集点状回声区与分隔的囊壁紧贴。

（4）浆液性囊腺癌：囊壁增厚，其囊壁或分隔光带上乳头状光点及光团常较大且多，向囊壁外生长。壁上血流丰富。腔内液性暗区清亮，并伴有腹腔液性暗区。

（二）卵巢生殖细胞肿瘤——成熟畸胎瘤及未成熟畸胎瘤

1. 病理

成熟畸胎瘤是良性卵巢肿瘤，常见于育龄妇女，不影响月经。成熟畸胎瘤囊壁光滑，囊内含有皮脂样物及毛发、牙齿、骨骼等，分化好，可为囊性，亦可为实性，亦可二者兼有。通常中等大小，呈圆形或椭圆形，也可大到 20 cm。

未成熟畸胎瘤属恶性肿瘤，由分化程度不同的未成熟胚胎组织构成，常常实质部分多，伴出血坏死。其余尚有无性细胞瘤和内胚窦瘤。

2. 超声表现

两者不能从图像中区分，且畸胎瘤图像多种多样。简述如下。

（1）光团型：囊壁光滑，包膜清楚、规则，椭圆形，囊内液性暗区基础上有强光团、光斑。

（2）脂液分层型：囊壁光滑，包膜清楚，囊肿内见一水平线，线上为均质密集点状回声，线下为液性暗区。整个囊肿内有密集细小光点，内夹杂强光团或纤细光带为头发丝。

（3）类囊型：囊壁光滑，囊内液性暗区基础上均匀细小点状回声。

（4）强气体型：整个畸胎瘤为一弧形强光团，其内结构不清晰。极易被误认为是肠腔气体。

（三）卵巢转移性肿瘤

1. 病理

由全身其他部位癌肿如胃肠道、乳腺及盆腔器官转移至卵巢，一般为双侧性、实质性，常呈肾形或椭圆形，表面为结节状，可有出血坏死，临床上称库肯勃瘤。

2. 超声表现

双侧附件区可见大小相似的卵巢实质性肿块，肿瘤边界清楚，其内回声均匀细小，可伴有腹腔液性暗区。探测时须注意，腹腔其余脏器有无原发病灶及转移病灶。

（四）卵巢肿瘤良、恶性鉴别

1. 二维超声

肿瘤内回声是否均匀，肿瘤表面是否整齐，有无包膜对鉴别良、恶性有一定帮助。

2. 彩色多普勒超声

仅仅作为一种方法，如果肿瘤周边及内部有丰富血流及动、静脉瘘而形成低阻力型血流，则可确诊，如果未探测到明确血流及低阻力型动静脉瘘，也绝不可否定恶性肿瘤。

卵巢良性肿瘤：内部无血流，RI ≥ 0.40。

卵巢恶性肿瘤：血流丰富，呈网状，低阻力型，RI ≤ 0.04。

三、卵巢肿瘤临床评价

卵巢肿瘤是最常见及多发的肿瘤,早期正确诊断、区分良恶性肿瘤十分重要,但目前仍无一个完整有效的生化、影像手段能达到早期诊断。应用腹部超声及阴道超声诊断已成为妇产科必不可少的检查手段,但它必须密切结合临床,才可协助临床尽快、尽早做出诊断,但是真正达到早期诊断,还受到限制,尚须不断研究及总结。

第三节 输卵管疾病

一、子宫输卵管声学造影

正常输卵管不易显示,输卵管声学造影可用来诊断不孕症,显示输卵管通畅与否,输卵管积水及输卵管肿瘤等。

方法:在月经干净3～8 d之间,适当充盈膀胱,在超声仪器监控下,按常规输卵管通水方法,将通水管放入宫腔内,再用3%过氧化氢8～10 mL通过通水管缓缓注入宫腔内,同时用超声仪器观察过氧化氢气泡沿输卵管腔移动情况,注意是否从输卵管伞端溢出,此时患者即感觉腹部不适。

二、输卵管积水及炎性肿块

1. 病理

输卵管积水是由于炎症(性病、结核、细菌感染等)致使伞端闭锁,管腔内渗出物聚集而成,管腔膨胀,形成"腊肠状"。急性感染也可形成输卵管积脓。

2. 超声表现

输卵管积水显示在附件区"腊肠样"液性暗区,清亮,囊壁薄,光滑。卵巢常可显示。如果液性暗区内有细小光点,又有发烧,血象高,脓性白带则考虑输卵管积脓。

附件炎性肿块:由输卵管卵巢炎症引起渗出,纤维化增生包绕肠管、大网膜及子宫形成。超声显示不规则液性暗区,可延伸到子宫两旁及子宫直肠陷凹处,边界可清晰,亦可不规则,周围有肠管气体包绕。液性暗区内有纤维素样光带。

3. 临床价值

输卵管积水、积脓及炎性肿块,均可因部位不同而图像有区别,可结合临床做出诊断。单纯附件炎在临床及图像上无特异性,故不能作诊断。

三、原发性输卵管癌

1. 病理

原发性输卵管癌多见于绝经前后,与不孕症及慢性输卵管炎症有关。典型症状为无任何不适的阴道大量排液,早期为清亮液体,晚期为血性。因少见,极易误诊。输卵管癌多为腺癌,常为单侧,好发于壶腹部,病变起自输卵管黏膜层,输卵管增粗呈腊肠形或梨形,实性,大小不等,常与周围组织、网膜、肠管粘连,形成肿块。早期不易诊断。

2. 超声表现

一侧附件区呈实性腊肠形或梨形肿块,与子宫紧连,向盆侧壁延伸及对侧转移,子宫常增大,边界毛糙,分界不清。伴腹腔液性暗区。如有网膜及腹膜转移,可出现小结节或下腹部实性肿块。

3. 临床价值

原发性输卵管癌较卵巢肿瘤更不易早期发现,不仅是检查手段无法早期发现,其临床症状易被忽略,一旦发现均已是晚期,预后极差,故定期体检,作阴道、宫颈涂片极为重要。

第四节　盆腔炎性肿块

一、盆腔炎性肿块

女性盆腔生殖器官炎症（盆腔炎），为妇女常见疾病，主要包括子宫内膜炎，输卵管炎，输卵管卵巢脓肿，盆腔腹膜炎。急性期临床易确诊，声像图亦可有改变，如子宫腔及周围组织或盆腔内积脓等均可做出诊断。慢性炎症形成炎性肿块时超声也可做出诊断，如输卵管积水，炎性包块等。用彩色多普勒显示，可有如下改变：包裹性积液无血流；亚急性炎症呈星点状血流；急性炎症呈网状或环状血流。

二、结核性盆腹膜炎

结核性盆腹膜炎分腹水型及包裹型，均可见肠管僵直，肠管内可见潴留的肠内容物。腹膜增厚，腹腔内有大量液性暗区为腹水型，其内可有断续纤维素样光带。包裹型则有局限型液性暗区，周围有粘连肠管及强回声大网膜包裹，形态不规则，其内亦有粘连纤维素光带。

第十一章　血管疾病超声诊断

第一节　主动脉瘤

主动脉瘤为主动脉局限性病变形成永久性节段性扩张，压迫周围器官引起症状，瘤体破裂为其主要危险。引起主动脉瘤的主要原因为：

1. 动脉粥样硬化：动脉粥样硬化为最常见的原因，多见于老年男性，男女之比为 10：1 左右。部位主要在腹主动脉，尤其在肾动脉起始部至髂部分叉之间。

2. 感染：感染以梅毒为主，常侵犯胸主动脉、败血症、心内膜炎的菌血症，使病菌经血流到达主动脉。

3. 囊性中层坏死：囊性中层坏死为一种少见原因未明的病变。主动脉中层弹力纤维断裂，代之为酸性黏多糖。主要见于升主动脉瘤。遗传性疾病如马方综合征，特纳综合征等均可有囊性中层坏死，容易形成夹层动脉瘤。

4. 外伤：外伤贯通伤直接作用于主动脉，引起动脉瘤，可发生于任何部位。

5. 先天性：先天性以主动脉窦瘤为主。

6. 其他：其他包括贝赫切特综合征、巨细胞性主动脉炎和多发性大动脉炎等。按结构主动脉瘤分为真性动脉瘤、假性动脉瘤和夹层动脉瘤。按形态主动脉瘤分为囊状动脉瘤和梭形动脉瘤。按发生部位主动脉瘤又分为升主动脉瘤、主动脉弓动脉瘤、降主动脉瘤（胸主动脉瘤）及腹主动脉瘤。主动脉瘤大多为单个，极少数为两个。随病程发展主动脉瘤可发生破裂、腹壁血栓形成和继发感染。

第二节　胸主动脉瘤

胸主动脉瘤临床上因动脉瘤部位不同而产生不同的症状。胸主动脉瘤压迫上腔静脉时，面部、颈部及肩部静脉怒张并伴有水肿；压迫气管和支气管时可引起咳嗽、气急；压迫食管引起吞咽困难；压迫喉返神经引起声音嘶哑。升主动脉瘤可能使主动脉瓣环变形，瓣叶分离而发生主动脉瓣关闭不全，出现相应的杂音。若发病急剧可引起急性肺水肿。胸主动脉瘤常引起胸部疼痛，疼痛突然加剧预示动脉瘤可能破裂。主动脉弓动脉瘤压迫左无名静脉，引起左上肢静脉压升高。升主动脉瘤可侵蚀胸骨及肋骨，而发生突出于前胸的搏动性肿块。降主动脉瘤可侵蚀胸椎横突和肋骨，甚至在背部外突于体表。胸主动脉瘤破入支气管、气管、胸腔或心包均可致死。

由于胸主动脉瘤发生的位置不同，超声显像操作方法、位置各异。对升主动脉瘤的显示应选择与观察主动脉根部同样的切面，但扫查平面应该向上偏移，尽可能多显示升主动脉，并可用于显示升主动脉和降主动脉长轴切面。显示降主动脉还可选用胸骨旁声窗从左室长轴行顺时针方向旋转扫查平面，直至降主动脉长轴清晰显示。

二维超声显像可直接显示胸主动脉瘤的部位、大小、形态、范围和瘤壁厚度。诊断动脉瘤的标准与

CT、MRI 相同，即直径 >4 cm。

动脉壁多由强回声粥样斑块和中低回声的血栓组成。彩色多普勒血流显像在瘤体近心端呈射流为红色血流，瘤内呈湍流为杂乱红蓝镶嵌血流。

第三节　主动脉夹层

主动脉夹层为主动脉内血液通过内膜的破口进入主动脉壁中层而形成的血肿，并非主动脉壁的扩张，过去称为主动脉夹层动脉瘤，现改称为主动脉夹层血肿或主动脉夹层分离，简称主动脉夹层。

80% 以上主动脉夹层的患者有高血压，其中不少患者有囊性中层坏死。高血压并非引起囊性中层坏死的原因，但可促进其发展。遗传性疾病如马方综合征、特纳综合征及埃－当综合征中主动脉中层囊性中层坏死常有发生，亦发生主动脉夹层。主动脉夹层还可在妊娠期发生，其原因不明。主动脉夹层基本病变为囊性中层坏死，动脉中层弹力纤维局部断裂或坏死，基质发生黏液性变和囊肿形成。夹层分离常发生在升主动脉，此处经受血液冲击力最大。主动脉壁分裂为两层，其间积有血液和血块，此处主动脉明显扩大呈梭形或囊状。病变如波及主动脉瓣环则引起主动脉瓣关闭不全。病变可从主动脉根部向远处扩延，最远可达髂动脉和股动脉，亦可累及主动脉的其他分支，如无名动脉、颈总动脉、锁骨下动脉及肾动脉等，冠状动脉一般不受影响。多数夹层的起始部有内膜的横行裂口。De-Bakey 将主动脉分为三型：Ⅰ型夹层起自升主动脉并扩延至降主动脉；Ⅱ型夹层局限于升主动脉；Ⅲ型夹层起自降主动脉并向远端延伸。本病常发生于 50 ~ 70 岁患者，男女之比为 3：1，患者多有胸部剧烈疼痛，起病后即达高峰，呈刀割或撕裂样。少数起病缓慢者可不明显。80% 患者原有高血压，起病后剧痛使血压更增高。如外膜破裂出血则血压降低。另外患者还可有主动脉瓣关闭不全、一侧脉搏减弱或消失等表现以及神经症状和压迫症状。有些病例血肿剥离一段主动脉壁后又向内穿破入主动脉腔形成双腔血流。血肿减压后，症状可逐渐减轻。

腹主动脉夹层大多为胸主动脉夹层向下延伸而成。本病起病急骤，突然发作剧烈撕裂样胸痛，吗啡类药物亦不能缓解，少数病例随主动脉壁剥离区向下延伸，疼痛区域从躯干上部向后背、腹部和下肢扩展。

主动脉夹层二维超声显像易于显示，可见主动脉增宽，主动脉腔内可见与管壁平行的细条光带，其上下两端可附着于动脉壁形成假腔。条型光带随心动周期摆动，收缩期内膜向外摆动的方向为假腔位置，若内膜为环行剥离，横断面呈双环状；若为部分剥离，则显示一侧动脉壁分离成双层。CDFI 可显示血流从真腔经破裂口进入假腔。真腔内血流为正常红色。流经破裂口的血流速度可以很高，假腔内探及不规则涡流为红蓝镶嵌彩色血流。

参考文献

［1］余晓锷，龚剑. CT 原理与技术［M］. 北京：科学出版社，2016.

［2］全冠民，张继，王振常. 全身 CT 诊断必读［M］. 北京：人民军医出版社，2015.

［3］周军，范国光. CT 诊断报告书写技巧［M］. 北京：化学工业出版社，2015.

［4］郑穗生，刘斌. MRI 诊断与临床［M］. 合肥：安徽科学技术出版社，2015.

［5］刘爱莲. 格－艾放射诊断学精要［M］. 北京：人民军医出版社，2015.

［6］金征宇，龚启勇. 医学影像学［M］. 北京：人民卫生出版社，2015.

［7］刘艳君，王学梅. 超声读片指南［M］. 北京：化学工业出版社，2015.

［8］穆玉明. 临床超声医学实践［M］. 北京：人民卫生出版社，2015.

［9］刘宇亭，段早晖，夏瑞明，姚克林，赵森等. 在血液肿瘤患者肺部侵袭性真菌感染中 CT 影像学检查的诊断价值［J］. 中华医院感染学杂志，2017，27（05）：1043-1046.

［10］王钰乔，沈霞，李中林，李凤朝，崔桂云，张尊胜，杨新新，花放等. 原发性中枢神经系统淋巴瘤影像学及病理学特征临床研究［J］. 中国现代神经疾病杂志，2016，16（11）：797-802.

［11］谢丹，刘靖靖. 产科超声系统筛查对胎儿产前诊断的应用价值［J］. 大理大学学报，2017，2（04）：72-74.

［12］曹仕鹏，李春香，邱淑梗，李爱美，邓凌燕等. 老年慢性阻塞性肺疾病合并肺结核的临床特点及诊治体会［J］. 广西医学，2017，39（05）：585-589.

［13］张爱青，刘朝晖，郭丽娟，种轶文，张春好，童春等. 妇科危重症超声诊断及声像图分析［J］. 中华医学超声杂志（电子版），2017，14（05）：359-367.

［14］刘智宏. 超声弹性成像技术在甲状腺、乳腺肿瘤早期诊断中的价值分析［J］. 中国医疗器械信息，2017，23（15）：66-67.

［15］滕振杰，张丹丹，吕佩源. 原发性中枢神经系统淋巴瘤的影像学研究进展［J］. 疑难病杂志，2017，16（08）：861-864.

［16］杜献文，周军来，萧建亮. 彩色多普勒超声对于乳腺疾病与甲状腺关系的临床研究［J］. 临床医药文献电子杂志，2017，4（39）：7663.

［17］程文君. 脑中风常见临床证型与脑 CT 影像结果关系探析［J］. 中华中医药学刊，2015，33（06）：1473-1476.

［18］赖兴建，张波，姜玉新，戴晴，朱庆莉等. 甲状腺及乳腺多原发癌临床及超声特征［J］. 协和医学杂志，2014，5（01）：22-25.

［19］黄任之，李卫晖，余丽珍，李则宣，蒋伟雄等. 慢性失眠的病理机制：脑电生理和脑影像学证据［J］. 中南大学学报（医学版），2014，39（09）：975-980.

［20］林清池，陈丽君，段少银. 肺部炎症延缓吸收原因与 CT 征象分析［J］. 中外医学研究，2014，12（32）：57-59.

［21］李曼，李欣欣. 胎儿系统超声检查与产科常规超声检查效能评价［J］. 当代医学，2016，22（01）：99-100.

[22] 张海霞，李楠，李晶晶. 基于彩色多普勒超声检验乳腺疾病与甲状腺相关性分析 [J]. 临床合理
用药杂志，2016，9（13）：135-136.

[23] 周毓青. 妇科疾病超声诊断策略 [J]. 中华医学超声杂志（电子版），2016，13（05）：324-
3303.

[24] 郭翠梅，刘晓巍. 产科超声成像技术的研究进展 [J]. 中国医疗设备，2016，31（07）：75-78.

[25] 黄伟贞. 出血性中风病急性期中经络证、中脏腑证与脑 CT 征象的相关性分析 [J]. 现代中西医
结合杂志，2016，25（22）：2395-2398+2110.

[26] 邹家基，邹子仪，史小平，张竞成. CT 影像诊断人感染 H7N9 禽流感和甲型 H1N1 流感重症肺炎
的对比 [J]. 临床医学，2016，36（09）：89-91.

[27] 刘银芝. 产科超声危急值报告与临床医疗安全相关性的研究 [J]. 中国医药指南，2013，11（36）：
68-69.

[28] 张丹江. 胎儿系统超声检查与常规产科超声检查的对比分析 [J]. 临床医学研究与实践，2017，
2（34）：129-130.